Jörg Pureber

Gefäßchirurgie

Jörg Pureber

Gefäßchirurgie

Manual für die Praxis

Mit einem Geleitwort von
Giovanni Torsello

Mit 66 Abbildungen und 3 Tabellen

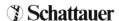
Schattauer

Dr. med. Jörg Pureber
Gefäß- und Hernienzentrum Rudolfplatz
Richard-Wagner-Straße 9–17
50674 Köln

joerg-pureber@t-online.de

Bibliografische Information der Deutschen Nationalbibliothek
Die Deutsche Nationalbibliothek verzeichnet diese Publikation in der Deutschen Nationalbibliografie; detaillierte bibliografische Daten sind im Internet über http://dnb.d-nb.de abrufbar.

Besonderer Hinweis
Die Medizin unterliegt einem fortwährenden Entwicklungsprozess, sodass alle Angaben, insbesondere zu diagnostischen und therapeutischen Verfahren, immer nur dem Wissensstand zum Zeitpunkt der Drucklegung des Buches entsprechen können. Hinsichtlich der angegebenen Empfehlungen zur Therapie und der Auswahl sowie Dosierung von Medikamenten wurde die größtmögliche Sorgfalt beachtet. Gleichwohl werden die Benutzer aufgefordert, die Beipackzettel und Fachinformationen der Hersteller zur Kontrolle heranzuziehen und im Zweifelsfall einen Spezialisten zu konsultieren. Fragliche Unstimmigkeiten sollten bitte im allgemeinen Interesse dem Verlag mitgeteilt werden. Der Benutzer selbst bleibt verantwortlich für jede diagnostische oder therapeutische Applikation, Medikation und Dosierung.
In diesem Buch sind eingetragene Warenzeichen (geschützte Warennamen) nicht besonders kenntlich gemacht. Es kann also aus dem Fehlen eines entsprechenden Hinweises nicht geschlossen werden, dass es sich um einen freien Warennamen handelt.

© 2010 by Schattauer GmbH, Hölderlinstraße 3, 70174 Stuttgart, Germany
E-Mail: info@schattauer.de
Internet: http://www.schattauer.de
Printed in Germany

Lektorat: Dr. med. Jesper Dieckmann
Umschlagabbildung: Christine Lackner, Ittlingen
Satz: Stahringer Satz GmbH, Grünberg
Druck und Einband: AZ Druck und Datentechnik GmbH, Kempten/Allgäu

ISBN 978-3-7945-2632-1

Geleitwort

Seit der Einführung der Angiografie und der Ultraschalldiagnostik wissen wir, dass Gefäßerkrankungen sehr häufig sind und für die verschiedensten Organe eine große klinische Bedeutung haben.

Herr Kollege Pureber hat sich die Aufgabe gestellt, in dem vorliegenden Kitteltaschenbuch die verschiedenen therapeutischen Möglichkeiten für den praktisch und klinisch tätigen Arzt in leicht fassbarer Form darzustellen. Die Lektüre eignet sich aber auch für Auszubildende in der Pflege und vor allem auch für die Mitarbeiter im OP.

Mithilfe eines kurzgefassten Textes und anschaulichen Abbildungen ermöglicht der vorliegende Leitfaden, den bestmöglichen Lernerfolg zu erzielen. Er vermittelt allen, die sich mit Gefäßerkrankungen beschäftigen, ein ausgezeichnetes Basiswissen und stellt eine hervorragende Hilfe zur Information über die herkömmlichen Behandlungsmöglichkeiten von Gefäßerkrankungen dar.

Möge das Buch Ärzten, Pflegenden und Studierenden für ihre praktische Tätigkeit eine gute Hilfe werden.

Univ.-Prof. Dr. med. Giovanni Torsello
Chefarzt der Klinik für Gefäßchirurgie, St. Franziskus-Hospital Münster
Direktor des Zentrums für Vaskuläre und Endovaskuläre Chirurgie der Universität Münster

Vorwort

Der Wunsch, im klinischen Alltag auf einen praxisnahen Leitfaden zurückgreifen zu können, der über die wesentlichen Aspekte der gängigen gefäßchirurgischen Erkrankungen informiert, war Anlass für dieses Manual. Es ist zum täglichen Gebrauch gedacht – zum schnellen Nachschlagen von Handlungsanweisungen, aber auch als Kompendium für die Aus- und Weiterbildung.

In 21 Kapiteln stelle ich die geläufigsten Krankheitsbilder in der Gefäßchirurgie vor. Die Kapitel folgen – soweit sinnvoll – einem festen Schema: Klinik, Diagnostik, Indikationsstellung, Therapie, Anweisungen für die Station, Nachsorge. Die Informationen beschränken sich auf das Wesentliche. Leitlinien der Deutschen Gesellschaft für Gefäßchirurgie werden dabei berücksichtigt. Im OP, auf der Station und in der Praxis hat man im Alltag nur wenig Zeit – daher sind viele Abläufe in Stichworten formuliert. Besonderheiten und kritische Situationen sind mit grauen Hinterlegungen kenntlich gemacht.

Mein besonderer Dank gilt Herrn Prof. Dr. Dr. h. c. Wilhelm Sandmann, der schon vor langer Zeit mein Interesse an der Gefäßchirurgie geweckt hat. Herr Prof. Dr. Peter Lesch wie auch die Schüler der Medical School – academia chirurgica Düsseldorf haben mich inspiriert, dieses Manual überhaupt zu verfassen. Dem Schattauer-Verlag danke ich für die angenehme Zusammenarbeit und kompetente Unterstützung.

Köln, im Frühjahr 2010   **Jörg Pureber**

Abkürzungsverzeichnis

ABI	„Ankle-brachial"-Index
ACC	A. carotis communis
ACE	A. carotis externa
ACI	A. carotis interna
AF	A. fibularis
AFC	A. femoralis communis
AFS	A. femoralis superficialis
AMI	A. mesenterica inferior
Anti-FXa	Anti-Faktor Xa
APC	aktiviertes Protein C
APF	A. profunda femoris
aPTT	aktivierte partielle Thromboplastinzeit
ARDS	Acute Respiratory Distress Syndrome
ASS	Acetylsalicylsäure
AT III	Antithrombin III
ATA	A. tibialis anterior
ATP	A. tibialis posterior
ATS	A. thyreoidea superior
AV-Fistel	arteriovenöse Fistel
ca.	circa
Ca^{2+}	Calcium
$CaCl_2$	Calciumchlorid
CAPD	kontinuierliche ambulante Peritonealdialyse
CCL	compression class
CK-MB	Kreatinkinase vom Muscle-brain-Typ
CT	Computertomografie
CT-A	CT-Angiografie

CVI	chronisch venöse Insuffizienz
DDAVP	Desamino-8-D-Argininovasopressin
DSA	intraarterielle digitale Subtraktionsangiografie
EAS-Test	Elevated-arm-stress-Test
EEA	Eversionsendarteriektomie
EKG	Elektrokardiogramm
EVAR	endovaskuläre aortale Rekonstruktion
g	Gramm
h	Stunde
HCO$_3^-$	Bikarbonat
HELLP-Syndrom	Hämolyse, elevated liver enzymes, low platelet count
HIPA-Test	heparininduzierte Plättchenaggregation
HIT	heparininduzierte Thrombozytopenie
HIT I	heparininduzierte Thrombozytopenie Typ I
HIT II	heparininduzierte Thrombozytopenie Typ II
ICR	Interkostalraum
I. E.	Internationale Einheiten
INR	International Normalized Ratio (Thromboplastinzeit)
K$^+$	Kalium
kD	Kilodalton
KG	Körpergewicht
KIE	Kallikrein-Inhibitor-Einheit
KUS	Kompressions-Ultraschall-Sonografie
l	Liter
LE	Lungenembolie
LRR	Lichtreflexionsrheografie
Lufu	Lungenfunktionsprüfung
MFK	Mittelfußknochen
µg	Mikrogramm
mg	Milligramm
Mg^{2+}	Magnesium
min	Minute

µl	Mikroliter
ml	Milliliter
mm	Millimeter
MRA	Magnetresonanzangiografie
MRT	Magnetresonanztomografie
Na⁺	Natrium
NaCl	Natriumchlorid
NMH	niedermolekulares Heparin
OAK	orale Antikoagulation
OAR	offene aortale Rekonstruktion
pAVK	periphere arterielle Verschlusskrankheit
PDK	Periduralkatheter
PEEP	positiver endexspiratorischer Druck
PPSB	Prothrombinkomplex (Prothrombin, Prokonvertin, Stuart-Prower-Faktor, Faktor IX)
PRIND	prolongierte reversible ischämische neurologische Defekte
PTA	perkutane transluminale Angioplastie
PTCA	perkutane transluminale koronare Angioplastie
PTFE	Polytetrafluoräthylen
PTS	postthrombotisches Syndrom
PTT	partielle Thromboplastinzeit
rtPA	recombinant tissue plasminogen activator
sec	Sekunde
SEP	somatosensorisch evozierte Potenziale
TAA	thorakales Aortenaneurysma
TAAA	thorakoabdominales Aortenaneurysma
TBQ	tibiobrachialer Quotient
tcpO₂	transkutane Sauerstoffpartialdruckmessung
TEA	Thrombendarteriektomie
TIA	transitorische ischämische Attacke
TIS	Thoracic-inlet-Syndrom
TOE	transösophageale Echokardiografie

TOS	Thoracic-outlet-Syndrom
TTE	transthorakale Echokardiografie
TVT	tiefe Venenthrombose
UFH	unfraktioniertes Heparin
VFC	V. femoralis communis
VPF	V. profunda femoris
VSM	V. saphena magna
VVP	Venenverschlussplethysmografie

Inhalt

14 Primäre Varikosis/aufsteigende Saphena-phlebitis/Rezidivvarikosis

1 Arterielle Anastomosen

Ziel der arteriellen Anastomose ist ein dichter Verschluss zwischen den Gefäßenden ohne wesentliche Lumendifferenzen und -einengungen. Besondere Aufmerksamkeit ist der Intima zuzuwenden, die nicht verletzt werden darf. Als wichtige technische Regeln gelten:

- Die Gefäßnaht sollte möglichst auf der dem Operateur abgewandten Seite beginnen.
- Fortlaufende Gefäßnähte sind immer auf den Operateur zuzuführen.
- Alle vorhandenen Wandschichten sollten von innen nach außen mitgefasst werden.
- Nur ein wohl dosierter Fadenzug verhindert ein Ausreißen der Naht.

Material

Üblicherweise werden doppelt armierte, atraumatische, nicht resorbierbare Nähte unterschiedlicher Fadenstärke verwendet (Aorta 3/0, aortennah 4/0, übrige Arterien und Venen 5/0−7/0).

> Unverzichtbar ist ein 8-facher Abschlussknoten, weil sonst der Knoten über den glatten Faden rutscht und sich löst!

Arteriotomie

Die Längsarteriotomie ist aus folgenden Gründen zu bevorzugen:

- Sie kann einfacher verschlossen werden.
- Sie ist einfacher zu verlängern.
- Es besteht eine bessere Übersicht über alle Gefäßwandschichten.

> Bei der Arteriotomie ist darauf zu achten, dass bei der Inzision keine „Intima-Flaps" („lappenförmige Abhebungen") entstehen!

Eine quere Arteriotomie bietet sich beispielsweise für das Einführen von Kathetern (z.B. bei Embolektomie, Angioplastie) an. Sie ist jedoch schwieriger zu verschließen. Hier empfiehlt sich die Einzelknopfnahttechnik, bei der man einen besseren Überblick über die zu stechenden Wandschichten behält.

Nahttechniken

Eine Gefäßanastomose kann End-zu-End oder End-zu-Seit erfolgen. Die Stichrichtung ist von innen nach außen unter Mitnahme aller Wandschichten (Vermeidung von „Intima-Flaps"). Dies ist insbesondere in der Abstromrichtung des Blutes zu beachten, da ansonsten ein Frühverschluss vorprogrammiert ist (Abheben bzw. Unterminieren der nicht gefassten Wandschicht durch den Blutstrom → Dissektion → Thrombose → Gefäßverschluss).

End-zu-End-Anastomose
(s. Abb. 1-1a–b)

- Bei jugendlichen Patienten sind kleinkalibrige Blutgefäße oder Anastomosen besser in Einzelknopfnahttechnik zu vereinigen, um nahtbedingte Stenosen zu vermeiden und ein Mitwachsen der Anastomosen zu ermöglichen.
- Im Allgemeinen wird die fortlaufende überwendliche Gefäßnaht bevorzugt.

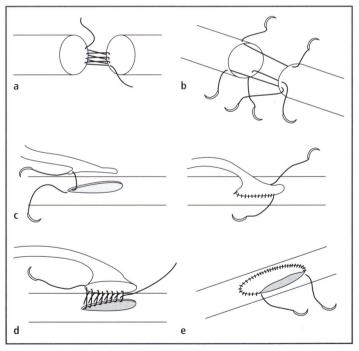

Abb. 1-1 Anastomosentechniken: a) End-zu-End mittels Distanznaht; b) End-zu-End als Einzelknopfnahttechnik; c) End-zu-Seit mittels fortlaufender Naht; d) End-zu-Seit als Parachute; e) Patchplastik

End-zu-Seit-Anastomose

Sie ist eine der gebräuchlichsten Anschlussmethoden, insbesondere bei der Verwendung von Gefäßtransplantaten. Es werden doppelt armierte Gefäßnähte verwendet. Die Anastomose erfolgt durch eine überwendliche Naht, wobei vom Transplantat zur Stammarterie gestochen wird.

Diese Technik gliedert sich in folgende Schritte (s. Abb. 1-1 c):

- Die Stammarterie wird längs inzidiert, das Transplantat spitz abgeschrägt. Zu beachten ist eine relativ große Anastomosenöffnung und abgerundete Spitze (sonst besteht die Gefahr der Einengung der Ausstrombahn beim Einnähen der Spitze).
- Beginn der fortlaufenden Anastomosennaht ist an der Ferse (Zwickel) der angeschrägten Prothese.
- Es empfiehlt sich, mit der Naht an der dem Operateur abgewandten Seite zu beginnen, da in der Tiefe des Operationsgebietes eine spätere Betrachtung der Nahtreihe sehr schwierig ist.

Parachute-Technik

Die Anastomosennaht (s. Abb. 1-1 d) kann mit einem fixierenden Knoten im Bereich der Anastomosenferse beginnen oder alternativ als Distanznaht (Parachute), mit späterem Anziehen und Adaptieren der Hinterwand, erfolgen. Beide Techniken sind End-zu-Seit-Anastomosierungen.

Patch- oder Streifenplastik

Bietet das eröffnete Gefäß einen Innendurchmesser von < 4 mm, ist die Arteriotomie durch das Einnähen eines Streifentransplantates zu verschließen. Als Transplantat wird Kunststoff oder autologe Vene verwendet. Die fortlaufende überwendliche Naht beginnt an der dem Operateur abgewandten Kante der Gefäßöffnung mit einer doppelt armierten Gefäßnaht (zunächst Hinterwand, dann Vorderwand) (s. Abb. 1-1e).

Stichrichtung
- bei Kunststoffpatch: Kunststoff → Arterie
- bei Venenpatch: Arterie → Vene

Das Einrollen der Adventitia ist zu vermeiden!

Direktnaht

Sie kommt zweckmäßigerweise nur bei Gefäßen zum Einsatz, die ein größeres Kaliber aufweisen, da ansonsten eine Einengung im Nahtbereich erfolgt (z.B. Beckenarterie, Aorta, durchaus aber auch nach Karotis-TEA).

Um bei fortlaufenden Nähten genügend Faden für die weitaus größere Nahtstrecke der Hinterwand vorzuhalten, sollte das Verhältnis Faden – Hinterwand : Faden – Vorderwand ungefähr 2/3 : 1/3 betragen.

2 Verschlussprozesse im Bereich der Karotisgabel

Der multifokale Befall der arteriellen Strombahn bei Arteriosklerose erklärt den hohen Prozentsatz an betroffenen Gefäßen. Bei Patienten mit einer peripheren arteriellen Verschlusskrankheit (pAVK) sind in relevantem Maße die Karotiden (50–70 %) und die Koronarien (40–45 %) mitbeteiligt. Deshalb muss gezielt nach Verschlussprozessen im Bereich der Karotisgabel im Rahmen arterieller Rekonstruktionen gesucht werden. Die Korrektur der Karotisstrombahn hat vor aortalen Eingriffen zu erfolgen, bei peripheren arteriellen Rekonstruktionen kann sie als zweizeitiger Eingriff später geplant werden.

Klinik

Stadium I: In diesem Stadium ist der Patient asymptomatisch.

dium II: Eine symptomatische Karotisstenose bietet verschie-
rologische Ausfälle, wie z. B. eine Amaurosis fugax (pas-
'örungen), eine brachiofazial betonte Hemiparese oder
(Sprachstörung). Dauert die Symptomatik weniger
n, wird sie als TIA (transitorische ischämische At-
Verläuft die Rückbildung über mehrere Tage,
nem prolongierten ischämischen neurologi-
oder „little stroke".

■ **Stadium III:** Dieses Stadium beschreibt den frischen Schlaganfall mit neurologischen Symptomen, die länger als 24 Stunden bestehen. Eine vollständige Rückbildung ist möglich, es können aber auch Reststörungen verbleiben.

■ **Stadium IV:** Dieses Stadium beschreibt einen Schlaganfall mit „bleibenden" neurologischen Ausfällen. Teilrückbildungen sind möglich.

Diagnostik

Neben einer gründlichen Anamnese mit Fragen nach typischen neurologischen Auffälligkeiten und Risikofaktoren (Bluthochdruck, Nikotinkonsum, Diabetes mellitus) hat die apparative Diagnostik eine große Bedeutung. Folgende diagnostische Verfahren stehen zur Verfügung:

■ **Hochauflösende Duplexsonografie:** Sie dient zur Einschätzung des Stenosegrades und zur Identifikation arteriosklerotischer Plaques mit ulzerierter Oberfläche, die oft für arterielle Mikroembolien verantwortlich sind.

■ **Magnetresonanztomografie/-angiografie (MRT, MRA) und Computertomografie/CT-Angiografie (CT, CT-A):** Mit diesen alternativen bildgebenden Verfahren lassen sich sowohl hochgradige Stenosen oder Gefäßverschlüsse wie auch ischämische Herde (frisch/alt) zuverlässig abbilden.

Therapeutische Indikationsstellung

■ **Stadium I**: Nur bei hochgradigen Stenosen (> 70 %) und bei sehr niedriger Komplikationsrate.

■ **Stadium II**: Bei hochgradiger Stenose (> 70 %).

■ **Stadium III**: Eine Operationsindikation ist bei einem frischen Schlaganfall („frank stroke") nur in Ausnahmefällen gegeben (Voraussetzung: keine Bewusstlosigkeit). Entscheidend ist das Zeitfenster (4–6 Stunden) zwischen Insult und Operation. Bei rechtzeitiger operativer Behandlung kann eine Remission der neurologischen Ausfälle erreicht werden (50 %). Hierbei versterben jedoch 9 % der Patienten! Ein frühelektiver Eingriff kommt nur bei einem Insult mit definiertem Infarktareal < 1/3 des Mediastromgebietes in Betracht. Alternativ kann in spezialisierten Einrichtungen auch über eine lokale Lyse nachgedacht werden.

■ **Stadium IV**: Hat sich die neurologische Symptomatik weitgehend zurückgebildet, orientiert sich der Operationszeitpunkt am CT-Befund und am Stenosegrad. Bei filiformer Stenose und intakter Blut-Hirn-Schranke im CT kann der Eingriff bereits nach 2–3 Wochen erfolgen, ansonsten erst nach 4–8 Wochen.

Symptomatische Einengungen der Koronararterien sind abklärungsbedürftig (Koronarangiografie) und müssen vor Eingriffen an der Karotis behandelt werden (Betablocker bzw. Statine; PTCA; aortokoronarer Bypass). Vor Karotiseingriffen ist standardmäßig eine kardiologische Konsiliaruntersuchung durchzuführen, um das Risiko perioperativer kardialer Komplikationen zu minimieren.

Therapie

Thrombozytenaggregationshemmung

Unter Thrombozytenaggregationshemmung mit Acetylsalicylsäure (ASS) kann operiert werden; Analoga wie Clopidogrel sind aufgrund der erhöhten Blutungsneigung vorher abzusetzen.

Narkose

Invasive Maßnahmen an der Karotisgabel erfolgen in der Regel in Allgemeinanästhesie (alternativ Lokal- bzw. Regionalanästhesie).

Operationsverfahren

Beim klassischen Verfahren mit Längsinzision von der A. carotis communis in die A. carotis interna (ACI) hinein wird das stenosierende Verschlussmaterial ausgeräumt. Die Eversionsthrombendarteriektomie erfordert ein Abtrennen der ACI an der Karotisgabel. Durch Eversion (Umstülpen) der ACI wird diese vom Stenosezylinder befreit und danach wieder replantiert. Unterschiede in den Verfahren sind rein technischer Natur, die Ergebnisse sind ähnlich gut. Der Vorteil eines temporären Shunts zur Minimierung der erforderlichen Abklemmzeit konnte in Studien nicht sicher belegt werden.

Bei der herkömmlichen Karotis-TEA stellt die Verwendung einer Streifenplastik anstelle einer direkten Naht keine Verbesserung in den Langzeitergebnissen dar. Für Gefäßdurchmesser von < 5 mm empfiehlt sich jedoch eher eine Streifenplastik. Die Venenstreifenplastik weist gegenüber dem Kunststoffpatch keine wesentlichen Vorteile auf.

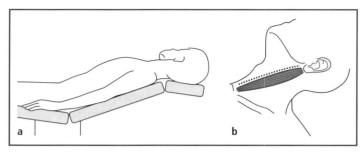

Abb. 2-1 Operation Karotisgabel: a) Lagerung; b) Schnittführung

Lagerung

Leicht erhöhter Oberkörper mit Kopf in Nackenstellung und rotiert auf Kopfring liegend (s. Abb. 2-1a).

Zugangsweg

Ein Hautschnitt entlang des Vorderrandes des M. sternocleidomastoideus ermöglicht das Freilegen der gesamten Karotisstrombahn (s. Abb. 2-1b).

Arbeitsschritte bei Thrombendarteriektomie (TEA) und Eversionsendarteriektomie (EEA)

- Präparation an der medialen Seite des M. sternocleidomastoideus und Darstellen sowie Durchtrennen der vor der Karotisgabel kreuzenden V. facialis.
- Freilegung und Anschlingen der A. carotis communis (ACC) im kaudalen Wundwinkel.
- Gabe von Heparin systemisch (5 000 I. E. Heparin i. v.).
- Freilegung der A. carotis externa (ACE) in kranialer Richtung (Leitschiene: N. hypoglossus).

- Aufsuchen der A. carotis interna (ACI) jenseits der Stenose.
- Bei Auftreten einer Bradykardie Injektion eines Lokalanästhetikums (1–2 ml 1%iges Lidocain) zwischen ACI und ACE im Gabelbereich.
- Anschlingen der A. thyreoidea superior (ATS).
- Vor dem „cross-clamping" Anheben des arteriellen Mitteldruckes.
- „Cross-clamping" in der Reihenfolge ACI → ACC → ACE.

Weiteres Vorgehen bei der TEA
(s. Abb. 2-2a–e)

- Längsarteriotomie von der ACC in die ACI hinein; Einlegen eines Shunt-Röhrchens zunächst in die ACI, kurzer Rückspültest, dann in die ACC; Endarteriektomie der Plaques; Glättung und ausgiebige Spülung der TEA-Zone und eventuell Annähen einer kranialwärts stehen gebliebenen Intimastufe mit einer 7/0-Naht.
- Entweder Direktnaht oder Einnähen eines Patches (Vene bzw. Dacron®) mit 6/0-Naht (nicht resorbierbar).
- Kurz vor Beendigung der Naht Entfernen des Shunt-Röhrchens; Abklemmen; Spülung; Beendigung der Naht und Freigabe des Blutstromes zunächst in das Externa-Stromgebiet, erst danach in die Interna!

Weiteres Vorgehen bei der EEA
(s. Abb. 2-3a–c)

- Inzision und tangentiales Absetzen der ACI im Gabelbereich.
- Eversion (Umstülpen) der ACI und Entfernen des Verschlusszylinders, der üblicherweise ohne Stufe ausläuft.
- Ausgiebiges Spülen nach kurzer Rückstromfreigabe.
- Dann TEA der ACE und ACC.

- Kurzstreckiges Einschneiden der ACI an der medialen Seite zur Raffung, dann Replantation der ACI mit 6/0-Naht (nicht resorbierbar) fortlaufend, im Zwickel beginnend.
- Vor Beendigung der Naht Spülen und Freigeben der ACI in die ACE.
- Beendigung der Naht und Freigabe der ACC zunächst in das Externa-Stromgebiet, erst danach in die Interna!

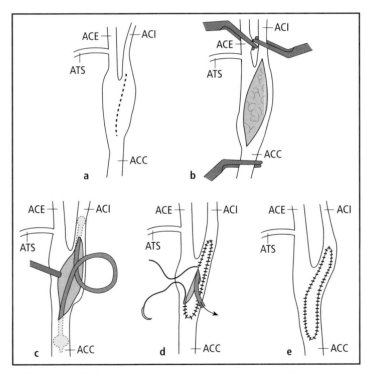

Abb. 2-2 Karotis-Thrombendarteriektomie: a) Längsinzision; b) zu desobliterierendes Areal; c) liegender Shunt, Desobliteration; d) Entfernung des Shunts; e) fertiggestellte Patchplastik

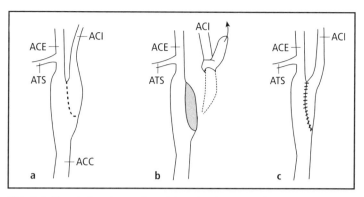

Abb. 2-3 Karotis-Eversionsendarteriektomie: a) tangentiales Absetzen der ACI an der Karotisgabel; b) evertierendes Endarteriektomieren der ACI; c) Replantation der ACI

Weiteres Vorgehen bei beiden Verfahren

- Neutralisieren des gegebenen Heparins durch Protamin.
- Einlegen einer Redondrainage und Wundverschluss (Subkutan-Platysma-Naht, Stapler bzw. Hautnaht).

Karotisangioplastie/-stent

Die Karotisangioplastie mit Stentimplantation ist ein Verfahren, welches in den letzten Jahren immer häufiger eingesetzt wurde. Mit Ausnahme einer geringeren Mortalität im Rahmen kardialer Zwischenfälle ergeben sich keine erkennbaren Vorteile (s. Abb. 2-4a–d).

Indikationen

- symptomatische, hochgradige Karotisstenose
- Restenose

- Vorschädigungen am Hals (Verbrennungen, nach Bestrahlung, hohe Karotisgabel)

Vorbereitung

Clopidogrel 75 mg am Vortag der Intervention.

Intervention

- Desinfektion und Abdeckung der Leiste wie für einen Leisteneingriff.
- Lokalanästhesie und Punktion der A. femoralis.

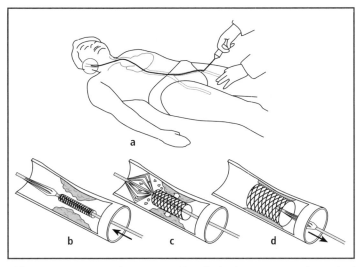

Abb. 2-4 Karotisstent: a) Lagerung; b) Ballonkatheter, Stent und „cerebral protection device" werden platziert; c) aufgespanntes „protection device" und Stentangioplastie; d) Entfernen des Systems. Der Stent verbleibt in der dilatierten Stenose.

- Einbringen der Einführschleuse.
- Gabe von Heparin systemisch (5 000 I.E. Heparin i.v.).
- Vorbringen eines „0.035-guide-wire" bis in die ACE, um dann einen langen „sheath catheter" in der ACC zu platzieren.
- Gabe von Atropin.
- Vorbringen des „cerebral protection device" über die ACI-Stenose nach kranial und Öffnen des Schirmchens.
- Einführen und Platzieren des Stents.
- Abschlussangiografie, Entfernen des „cerebral protection device" und des „guide wire".
- Verschluss der Punktionsstelle mit einem Verschlusssystem (z.B. „perclose").

Nachbehandlung

- Gabe von Heparin und Clopidogrel bzw. ASS nach Mitteilung.
- Bettruhe nach Mitteilung.
- Duplexsonografische Kontrolle vor Entlassung (Karotis, Leiste).
- Nachkontrollen nach 3, 6 und 12 Monaten; danach jährliche Kontrollen.

Intraoperative Qualitätskontrolle

Zur intraoperativen Qualitätskontrolle der desobliterierten Karotisstrombahn werden die elektromagnetische Flussmessung, die intraoperative Angiografie (retrograd über die ACE) oder die Angioskopie verwendet.

Intraoperatives Monitoring

Neben dem transkraniellen Doppler-Monitoring sind die Messung somatosensorisch evozierter Potenziale (SEP) und die Stumpfdruckmessung Möglichkeiten der Überwachung. SEPs sind weit verbreitet. Die Stumpfdruckmessung spielt heute keine Rolle mehr. Der Nutzen eines intraoperativen Monitorings ist unabhängig vom Verfahren nicht gesichert.

Anweisungen für die Station

- OP-Tag: Rasur Hals.
- Direkt post-OP: in der Regel „intermediate care" für 24 Stunden; mit ASS 100 mg/Tag oder Clopidogrel 75 mg/Tag beginnen; passagere Low-dose-Heparinisierung; mehrfache Kontrolle des neurologischen Status (Sprache, Mundwinkel, Motorik) und der Wunde (Hämatom, Nachblutung); Labor (kleines Blutbild, Gerinnung); engmaschige Blutdruckkontrollen (systolischer RR 100 bis max. 170 mmHg); essen und trinken erlaubt.
- 1. postop. Tag: Normalstation; Redon ex; Labor (kleines Blutbild, Gerinnung); Vollmobilisation.
- Ab 3.–5. postop. Tag: duplexsonografische Kontrolle und Entlassung.

Nachsorge

Die duplexsonografische Suche nach Restenosen oder einer kontralateralen Stenose sollte postoperativ im ersten Jahr nach 3, 6 und 12 Monaten erfolgen. Bei Intervall ohne Restenose genügen dann weitere Kontrolluntersuchungen im Abstand von 12 Monaten.

Die Qualitätskontrolle sollte dabei durch die operierende Klinik oder durch einen Angiologen erfolgen.

Komplikationen

- Schlaganfall
- Hämatom, Nachblutung
- Nervenläsion

  Bei einer Läsion des N. hypoglossus weicht die Zunge beim Herausstrecken zur operierten Seite ab!

3 Abgangsnahe Stenosen und Verschlüsse der Aortenbogenäste

Patienten mit einer zerebrovaskulären Insuffizienz weisen fast regelhaft chirurgisch korrigierbare Strombahnhindernisse im Bereich der Karotisbifurkation auf. Weit weniger häufig sind die Aortenbogenäste betroffen, und zwar überwiegend die linke A. subclavia (s. Abb. 3-1).

Prozesse der Aortenbogenäste finden sich in jedem Lebensalter mit einer Häufung im 6. und 7. Lebensjahrzehnt. Differenzialdiagnostisch müssen auch entzündliche Gefäßerkrankungen (Endangiitis obliterans, Takayasu-Arteriitis, Riesenzellarteriitis) berücksichtigt werden.

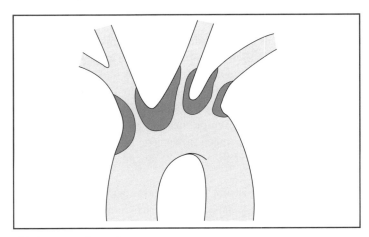

Abb. 3-1 Aortenbogenäste

Klinik

Supraaortale Verschlussprozesse bieten ein buntes Spektrum an Symptomen an, welches sich durch die zahlreichen Erkrankungsmöglichkeiten und die unterschiedlichen Versorgungsgebiete der Aortenbogenäste erklärt. Ermüdungserscheinungen eines Armes oder Embolien in die Finger können wegweisend sein. Zentrale Symptome können sich in „drop attacks" (anfallsweise auftretendes Umfallen ohne Bewusstseinsverlust) oder einem apoplektiformen Geschehen (TIA, Insult) äußern. Abgeschlagenheit, Muskel- oder Gelenkschmerzen oder subfebrile Temperaturen weisen auf generalisierte Gefäßentzündungen hin (Takayasu-Arteriitis bei jungen Frauen, Riesenzellarteriitis bei älteren Frauen). Brustschmerzen lassen an eine abgelaufene Aortendissektion denken. Eine lokale Dissektion kann Schmerzen im Gefäßverlauf verursachen.

Diagnostik

Ein fehlender Puls charakterisiert hämodynamisch wirksame Verschlussprozesse im Bereich supraaortaler Stammarterien. Messbare Blutdruckdifferenzen im Seitenvergleich oder im Vergleich mit den Knöcheldrücken sind weitere sichere und reproduzierbare Hinweise. Beim Subclavian-steal-Syndrom lassen sich unter Armarbeit häufig typische Symptome wie Schwindel, Kopfschmerz und beidseitige Sehstörungen provozieren. Eine Indikation zu invasiven Maßnahmen stellt sich in Abhängigkeit von weiteren Untersuchungen.

Die A. vertebralis ist mit der Duplexsonografie gut darstellbar, andere supraaortale Gefäßäste lassen sich hingegen nur indirekt beurteilen. Die intraarterielle digitale Subtraktionsangiografie (DSA), die Spiral-CT-Angiografie und die Magnetresonanzangiografie (MRA) bieten eine gute Abbildungsqualität, die eine genaue Differenzierung von Verschlussprozessen der Aortenbogenäste erlaubt. Darüber hinaus ermöglichen sie in gleicher Sitzung eine Abbildung der supraaortalen und intrakraniellen Zirkulation (Stenosen, Verschlüsse).

Therapeutische Indikationsstellung

Die Indikation ist abhängig von der vorliegenden Symptomatik. Eine invasive Therapie asymptomatischer Verschlussprozesse ist abzulehnen. Neurologische Auffälligkeiten im Rahmen embolisierender Prozesse bedürfen einer dringlichen Behandlung. Orientieren kann man sich im Allgemeinen an den Vorgaben aus der Karotischirurgie. Bei Verschlussprozessen der Armarterien (Subklavia-Abgangsstenose bzw. -verschluss) ist eine Indikation nur bei eindeutiger Symptomatik gegeben oder falls eine andere Rekonstruktion (nachgeschalteter axillofemoraler Bypass, Hämodialyse-Shunt) in seiner Funktionsfähigkeit bedroht ist. Eine oft anzutreffende Komorbidität mit stenosierenden Veränderungen der Koronararterien erfordert eine Vervollständigung der präoperativen Diagnostik durch eine Koronarangiografie.

Therapie

Neben Statinen und einer Blutdruckregulierung sind Thrombozytenaggregationshemmer eine obligate konservative Therapiemaßnahme. Bei entzündlichen Gefäßerkrankungen kommen Prednisolonäquivalente, Cyclophosphamid, Methotrexat oder Cyclosporin A zum Einsatz.

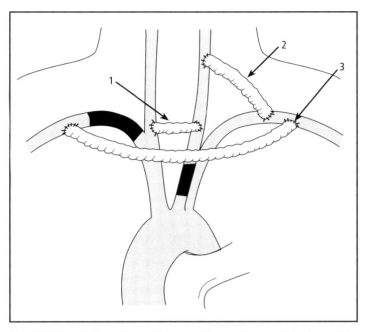

Abb. 3-2 Verschiedene Bypass-Optionen: 1) carotido-carotidal; 2) carotido-subclavial; 3) subclavio-subclavial

Operationsverfahren

Die Möglichkeiten der interventionellen Therapie haben aufgrund ihrer minimalen Invasivität operative Eingriffe in den Hintergrund gedrängt. Neben lokal desobliterierenden Eingriffen stehen Bypässe (s. Abb. 3-2) und Transpositionen (s. Abb. 3-3a–b, 3-4a–b) als Operationsverfahren zur Verfügung.

Wegen der besseren Langzeitergebnisse haben sich alloplastische Gefäßprothesen als Bypass-Material bewährt. Sequenzielle Bypässe (Karotis-Subklavia-Bypass) werden im Rahmen interven-

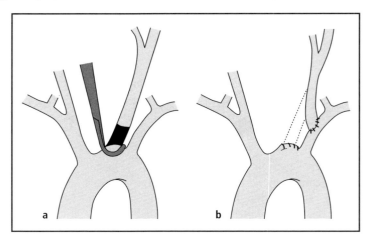

Abb. 3-3 Transposition der A. carotis communis links: a) vor Rekonstruktion; b) nach Rekonstruktion

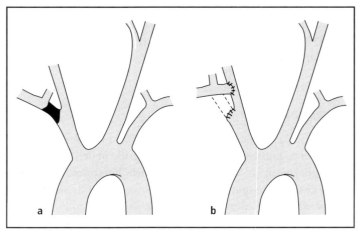

Abb. 3-4 Transposition der V. subclavia rechts: a) vor Rekonstruktion; b) nach Rekonstruktion

tioneller Rekonstruktionen von Aortenbogenaneurysmen oder Aortendissektionen als Hybrideingriff angelegt.

Die transfemorale, stentgestützte Angioplastie der Aortenbogenäste bei Stenosen und der transbrachiale Zugang bei Verschlüssen haben sich etabliert. Primär ballonexpandierbare Stents bieten den Vorteil einer genaueren Platzierbarkeit am Gefäßabgang und eine höhere Radialkraft. Die Offenheit der A. vertebralis sollte beim Absetzen des Stents gewährleistet sein. Die primäre Offenheitsrate liegt bei > 85 % nach 2 Jahren. Rekonstruktionen langstreckiger Verschlüsse (> 30 mm) sind aufgrund ihrer hohen Restenoserate engmaschig zu kontrollieren und ggf. erneut zu dilatieren. Bei entzündlichen Gefäßprozessen werden keine Interventionen durchgeführt.

Anweisungen für die Station

- OP-Tag: Rasur Hals, Oberkörper, Leisten, Arme.
- Direkt post-OP: in der Regel „intermediate care" für 24 Stunden; passagere Low-dose-Heparinisierung; mehrfache Kontrolle des neurologischen Status (Sprache, Mundwinkel, Motorik) und der Wunde (Hämatom, Nachblutung); Labor (kleines Blutbild, Gerinnung); engmaschige Blutdruckkontrollen (systolischer RR 100 bis max. 170 mmHg); essen und trinken erlaubt.
- 1. postop. Tag: Normalstation; Redon ex; Labor (kleines Blutbild, Gerinnung); Vollmobilisation; ASS 100 mg/Tag; Clopidogrel 75 mg/Tag.
- Ab 3.–5. postop. Tag: duplexsonografische Kontrolle und Entlassung.

Eine Medikation mit Clopidogrel wird bereits vor einer Intervention begonnen und in der Regel für 4 Wochen postinterventionell fortgeführt. Die Gabe von Acetylsalicylsäure gilt als Dauermedikation.

Nachsorge

Verlaufskontrollen erfolgen im ersten Jahr alle 3 Monate, später alle 6 Monate, üblicherweise mit der Duplexsonografie. Ob eine orale Antikoagulation erforderlich ist, ist in jedem Einzelfall zu beurteilen (z. B. bei extraanatomischen Bypässen).

4 Thoracic-outlet-Syndrom

Knöcherne, muskuläre und fibröse Strukturen im Bereich der oberen Thoraxöffnung können zu Druckschäden am Plexus brachialis und der A. bzw. V. subclavia führen (s. Abb. 4-1). Verschiedene neurovaskuläre Kompressionssyndrome (Halsrippen-, Scalenus- und kostoklavikuläres Syndrom) werden unter dem Begriff Thoracic-outlet-Syndrom (TOS) zusammengefasst. Der venöse

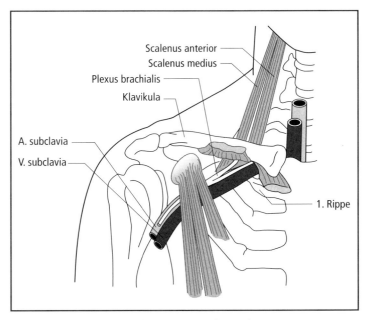

Abb. 4-1 Thoracic-outlet-Syndrom: anatomische Strukturen

Typ des TOS ist selten und wird als Thoracic-inlet-Syndrom (TIS) bezeichnet. Es ist eher bekannt als Paget-von-Schrötter-Syndrom (V.-subclavia-axillaris-Thrombose).

Die Diagnose wird oft sehr spät gestellt, da ein Mischbild neurologischer, arterieller und venöser Symptome eine genaue Zuordnung erschwert. Das TOS betrifft eher Frauen zwischen 20 und 50 Jahren. Ätiologisch muss nach Verletzungen (60 %) (z. B. Auffahrunfälle, Stöße oder Zerrungen) in der Vorgeschichte gefragt werden. Anatomische Anomalien (M. scalenus minimus, Bindegewebszüge, komplette oder inkomplette Halsrippen) finden sich bei 20–50 % der Patienten.

Klinik

Ein Mischbild an Beschwerden ist möglich, da die Kompression in unterschiedlichem Ausmaß den Plexus oder die Gefäßstrombahn betreffen kann. Neurologische Symptome (Schmerzen nach Belastung, in Ruhe und nachts) stehen in 9 von 10 Fällen im Vordergrund. Eine Muskelatrophie des Daumenballens kann hinweisend sein. Die Einengung der arteriellen Strombahn führt besonders bei Überkopfarbeiten zu rascher Ermüdung. Kälte und Blässe sind klinische Zeichen der Minderdurchblutung. Digitalarterienverschlüsse finden sich bei mehr als 2/3 der Patienten. Ein Schwereund Spannungsgefühl, morgendliche Schwellung und bläuliche Verfärbung von Hand und Arm sind anamnestische Hinweise für eine venöse Kompression.

Diagnostik

Ein langer diagnostischer und therapeutischer Irrweg mit diversen Operationen (z. B. Epicondylitis, Supinatorlogensyndrom, Ulnarisrinnensyndrom, Karpaltunnelsyndrom) kennzeichnet die Epikrise von TOS-Patienten. Neben muskulären Verspannungen (M. trapezius) im Bereich der Schulter und Schmerzen in der supraklavikularen Region weisen Pulsminderung oder Pulsauslöschung beim Adson-Test oder EAS-Test nach Roos in die richtige Richtung.

Die apparative (Doppler-Sonografie, akrale Oszillografie) und bildgebende Diagnostik (Röntgen-Thorax in 2 Ebenen, Röntgen der HWS in 4 Ebenen, Röntgenleeraufnahme der oberen Thoraxapertur, intraarterielle digitale Subtraktionsangiografie [DSA] in verschiedenen Armstellungen) erhärten den klinischen Verdacht. Digitalarterienverschlüsse werden mittels Brachialisangiografie aufgedeckt. Eine neurologische Untersuchung komplettiert die Diagnostik.

Therapeutische Indikationsstellung

Lassen sich schwerste Schmerzzustände und eine schmerzbedingte Arbeitsunfähigkeit durch konservative Maßnahmen (Physiotherapie, Analgetika) nicht mehr beeinflussen, stellt sich die Indikation zur chirurgischen Behandlung. Eine vollständige Dekompression des neurovaskulären Bündels lässt sich nur dadurch erreichen, dass die 1. Rippe exartikuliert wird und eine Halsrippe sowie alle einengenden fibromuskulären Bänder beseitigt werden.

Weitere Kriterien für eine Operation sind:
- verzögerte Ulnaris- und/oder Medianusleitgeschwindigkeit
- Embolisation

- veränderte Morphologie der A. subclavia (thrombotische Auflagerungen, Aneurysma)
- postthrombotisches Syndrom mit schlechten Kollateralbahnen
- hochgradige Einengung der V. subclavia

Therapie

Arbeitsschritte der transaxillären Exartikulation der 1. Rippe

- Betroffenen Arm steril einpacken; flexibles Halten des Armes während des gesamten Eingriffes mit regelmäßigen Entlastungen.

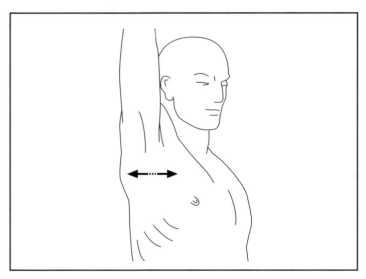

Abb. 4-2 Thoracic-outlet-Syndrom: Zugang

- Tiefe bogenförmige Inzision zwischen M. pectoralis major und M. latissimus dorsi (s. Abb. 4-2).

  | **N. thoracicus longus und N. thoracodorsalis liegen nahe der Vorderkante des M. latissimus dorsi!**

- 1. Rippe und Scalenuslücken präparieren; M. subclavius und M. scalenus anticus werden nahe der Rippe abgetrennt; eventuell vorhandene fibromuskuläre Bänder durchtrennen und M. scalenus minimus entfernen; komplettes Auslösen des M. scalenus medius; stets auf Schonung des Plexus brachialis achten (s. Abb. 4-3a).

- Die am Unterrand der 1. Rippe ansetzende Interkostalmuskulatur wird vom Manubrium sterni bis zum Processus transversus des ersten Brustwirbels gespalten; Pleurakuppel vorsichtig abschieben; Perforation und Eröffnung der Fascia endothoracica.

- Nun vollständige Isolierung der 1. Rippe mit einer Overholdklemme oder einer Nierenstielklemme; zunächst ventrale, dann dorsale Durchtrennung der Rippe; unter Schonung des Plexus brachialis wird der dorsale Rippenstumpf vollständig exartiku-

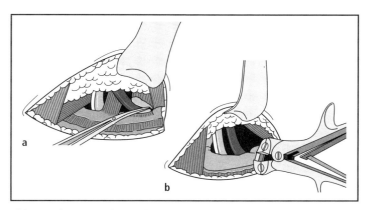

Abb. 4-3 Thoracic-outlet-Syndrom: a) Durchtrennen des M. subclavius; b) Präparation der 1. Rippe

liert; Kürzung des ventralen Stumpfes bis zum knorpeligen Bereich des Manubrium sterni (s. Abb. 4-3b).

- Beim Vorliegen einer Halsrippe wird diese en bloc mit der 1. Rippe herausgelöst; auch der Stumpf der Halsrippe ist vollständig zu exartikulieren.
- Subtile Kontrolle des Situs auf Bluttrockenheit (sonst Gefahr von fibrösen Narbenbildungen mit Ummauerung des Plexus); Einlegen einer Redondrainage; bei Pleuraverletzung zusätzlich Thoraxdrainage für 24 Stunden.

Anweisungen für die Station

- OP-Tag: Rasur Hals, Oberkörper, Achsel.
- Direkt post-OP: Röntgen-Thorax (Pneumothorax, Qualitätskontrolle); „intermediate care" für 24 Stunden oder Normalstation; passagere Low-dose-Heparinisierung; Analgesie; mehrfache Kontrolle von Motorik, Sensibilität und Pulsstatus; Labor (kleines Blutbild, Gerinnung); essen und trinken erlaubt.
- 1. postop. Tag: Normalstation; Redon ex; Labor (kleines Blutbild, Gerinnung); Vollmobilisation.
- Ab 7.–10. postop. Tag: Entlassung.

Nachsorge

Eine 6-wöchige Schonung des betroffenen Armes ist bedeutend für den weiteren Verlauf. Von Massagen und physiotherapeutischen Maßnahmen ist abzusehen. Erst eine Nachuntersuchung bestimmt über den Zeitpunkt der Arbeitsaufnahme. Unter Umständen muss die Erholungsphase verlängert werden.

5 Thorakoabdominales Aorten- aneurysma / Aortendissektion / Aortenverletzungen

Das thorakoabdominale Aortenaneurysma (TAAA) findet sich im Bereich der Aorta descendens und der Aorta abdominalis. Es werden nach Crawford (1986)[1] 5 Typen unterschieden (s. Abb. 5-1). Wie auch bei den infrarenalen Aortenaneurysmen ist die Arteriosklerose die häufigste Ursache dieser degenerativen Aneurysmaerkrankung. Der Altersgipfel liegt zwischen dem 60. und 80. Lebensjahr.

Unter einer Aortendissektion versteht man einen Riss in der Intima („entry") mit Unterspülung (falsches Lumen) in ante- und retrograder Richtung. Die Ausdehnung kann bis in die Beckengefäße reichen. Der Einfachheit halber wird hier die Stanford-Klassifikation (Stanford A bzw. B) bevorzugt (s. Abb. 5-2). Findet sich eine Dissektion vom Typ A eher bei 50- bis 60-jährigen Männern, ist bei über 60-Jährigen häufiger eine Dissektion vom Typ B anzutreffen. Das „entry" ist in 65 % der Fälle in der Aorta ascendens (A), in 25 % in der Aorta descendens (B) und in 5 % im Arcus aortae (B) oder in der Bauchaorta (B) lokalisiert. Zu einem „re-entry" kann es im Bereich der aortalen Seitenäste kommen.

---

1 Crawford ES, Crawford JL, Safi HJ, Coselli JS, Hess KR, Brooks B, Norton HJ, Glaeser DH. Thoracoabdominal aortic aneurysms: preoperative and intraoperative factors determing immediate and long-term results of operation in 605 patients. J Vasc Surg 1986; 3(3): 389–404.

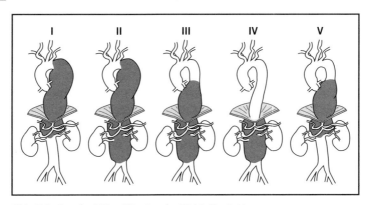

Abb. 5-1 Crawford-Klassifikation der TAAA: Typ I–V

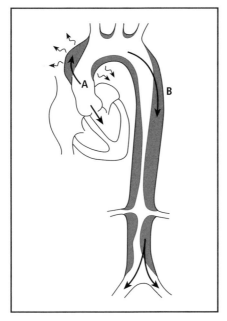

Abb. 5-2 Einteilung der Aortendissektion nach Stanford: Typ A und B

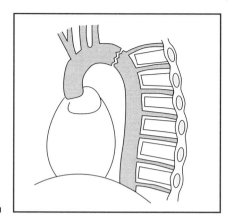

Abb. 5-3 Dezelerations-
trauma mit Ruptur der Aorta

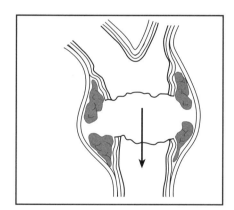

Abb. 5-4 Schema eines
traumatischen Aneurysmas

Akute Aortendissektionen sind häufiger als die akute Ruptur von
abdominalen und thorakalen Aortenaneurysmen. Die Arteriskle-
rose als Folge eines langjährigen Hypertonus steht bei Älteren im
Vordergrund, bei Jüngeren spielen hereditäre Bindegewebserkran-
kungen (Marfan-Syndrom, idiopathische Erdheim-Gsell-Media-
nekrose) eine größere Rolle.

Auffahrunfälle oder Stürze aus großer Höhe führen oft zu einem Einriss der Aorta an den sie befestigenden Bändern, insbesondere im Bereich des Ligamentum Botalli (2/3 der Fälle). Traumatische Aortenrupturen werden im Rahmen eines Polytraumas entdeckt (s. Abb. 5-3). Von einem traumatischen Aortenaneurysma wird ab der 5. Woche nach der Verletzung gesprochen (s. Abb. 5-4).

Klinik

Suprarenale und thorakoabdominale Aneurysmen können über viele Jahre asymptomatisch bleiben und werden oft erst im Zusammenhang mit anderen Erkrankungen entdeckt. Die Lokalisation des Aneurysmas bestimmt über die vorherrschende Symptomatik (z.B. Heiserkeit, Schluck- und Atemstörungen). Der Verteilung nach finden sich 51 % der thorakalen Aortenaneurysmen (TAA) in der Aorta ascendens, 11 % im Bogen und 38 % in der Aorta descendens (s. Abb. 5-5). Anhaltende, starke Rückenschmerzen mit Ausstrahlung in die Flanken, mit oder ohne atemabhängige Schmerzen im Oberbauch und Rippenbogen, kündigen eine Ruptur an. Ist es zur Ruptur gekommen, stehen Schock, starke Rücken- und/oder Bauchschmerzen im Vordergrund. Eine Ruptur in umliegende Organe kann sich als Bluthusten, als gastrointestinale Blutung (Ösophagus, Duodenum) oder als Hämaturie manifestieren.

Ein scharfer Schmerz (Vernichtungsschmerz) steht als Symptom der akuten Aortendissektion, einer der häufigsten nichttraumatischen aortalen Notfälle, im Vordergrund. Brustkorbschmerzen sind bei Dissektionen vom Typ A ventral, bei Dissektionen vom Typ B dorsal lokalisiert. Schmerzen zwischen den Schulterblättern weisen auch auf eine Dissektion vom Typ B hin. Häufig findet sich ein Hypertonus. Pulsdefizite zwischen oberen und unteren Extremitäten (Leiste) sind als Hinweise zu deuten.

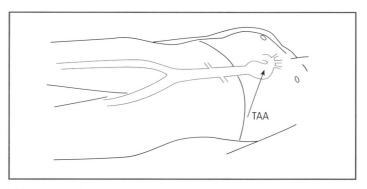

Abb. 5-5 Lage des TAA

Kann eine retrograde Dissektion zum Herzen hin innerhalb kürzester Zeit zur Insuffizienz der Aortenklappe (30–40 %) und/oder auch zur Stenose oder zum akuten Verschluss der beiden abgehenden Koronararterien führen, stehen bei einer antegraden Aortendissektion in ca. 1/3 der Fälle Organ- oder Extremitätendurchblutungsstörungen (Apoplexie, Paraplegie, renale und viszerale Ischämien usw.) im Vordergrund. Differenzialdiagnostisch sind ein akuter Myokardinfarkt (CK-MB, EKG) oder eine akute fulminante Lungenembolie (Schockzustände) abzugrenzen.

Der polytraumatisierte Patient mit einer Mediastinalverbreiterung im Röntgen-Übersichtsbild des Thorax ist auf eine Aortenruptur (Aorta descendens) verdächtig, insbesondere dann, wenn linksseitig ein Hämatothorax vorliegt. Ein stumpfes Trauma, welches zur Verlagerung von Bauchorganen in den Thorax führt, ist oft mit einer Aortenruptur in loco typico (Aortenisthmus) vergesellschaftet.

Diagnostik

■ **Computertomografie (CT):** Längenausdehnung, exzentrische oder konzentrische Thrombosierung des Aneurysmas, akut oder als Verlaufskontrolle, lassen sich mit Kontrastmittel sicher darstellen. Des Weiteren lässt sich auch die Abgrenzung zur Umgebung darstellen. Eine dreidimensionale Bildrekonstruktion ist für die Therapieplanung erforderlich (offen chirurgisch bzw. endovaskulär).

■ **Magnetresonanztomografie (MRT):** Sie gibt in „einem" Untersuchungsgang einen kompletten Überblick über die Situation (exakte Differenzierung des proximalen „entry", Ausdehnung der Dissektion, Beziehung zwischen Falschkanal und wahrem Lumen, periaortales Hämatom, Thrombus, intramurales Hämatom, falsches Aneurysma).

■ **Transthorakale Echokardiografie (TTE) bzw. transösophageale Echokardiografie (TOE):** Diese Verfahren erlauben einen raschen Überblick und sind geeignet zur Identifizierung der Dissektionsmembran sowie zur Lokalisation des Einrisses („entry").

Therapeutische Indikationsstellung

In Analogie zu den abdominalen Aortenaneurysmen steigt das Rupturrisiko eines TAA ab einem Durchmesser von 5 cm exponentiell an. Ab einem Durchmesser von 6 cm versterben 3/4 der Patienten innerhalb der nächsten 2 Jahre an einer Ruptur. Eine abwartende Haltung ist allein bei lebensverkürzenden Begleiterkrankungen gerechtfertigt; des Weiteren bei konzentrischer Thrombosierung, einer durchgehenden Verkalkung der Wand sowie einer gleichmäßigen schlauchförmigen Erweiterung des gesamten Aortenverlaufs. Halbjährliche computertomografische Kontrollen empfehlen sich bei asymptomatischen TAA mit weniger als 6 cm maximalem Querdurchmesser.

Als absolute, dringliche Operationsindikation gilt die akute Dissektion der aszendierenden Aorta (Stanford Typ A). Eine Ruptur ins Perikard mit konsekutiver Perikard-Tamponade führt zum raschen Versterben der Patienten. Ohne Operation überleben nur 2 % die nächsten 2 Monate.

Im Stadium der Ruptur oder Organischämie (Niere, Viszeralorgane, Rückenmark, Extremitäten) erfordert die Mehrzahl der thorakalen Aortenläsionen eine Notfalltherapie. Lässt sich der Patient durch eine antihypertensive Therapie (systolischer RR < 120 mmHg) stabilisieren, fällt das Rupturrisiko auf 5 % innerhalb von 3 Tagen. Kontroll-CT-Untersuchungen sollten dabei innerhalb der ersten 7 Tage alle 48 Stunden erfolgen. Ein persistierender Schmerz, eine nicht einstellbare Hypertonie wie auch eine schnelle Aortenexpansion stellen im Verlauf eine dringliche Therapieindikation dar. Auch chronische, traumatische Aortenaneurysmen bedürfen einer operativen Korrektur, da im Spätverlauf bei einem hohen Prozentsatz mit einer Ruptur zu rechnen ist.

Therapie

Die chirurgische Therapie thorakaler Aortenläsionen weist eine hohe Sterblichkeits- und Paraplegierate auf und spielt daher nur noch in Einzelfällen eine Rolle. Die Abklemmzeiten müssen kurz gehalten werden. Nach 60 Minuten ist mit einem Maximum von 13 % (Paraplegie) zu rechnen. Die A. radicularis magna, welche zwischen Th8 und Th11 meistens linksseitig aus der Aorta entspringt, spielt hierbei eine besondere Rolle, da sie den kaudalen Abschnitt des Rückenmarkes mit Blut versorgt (s. Abb. 5-6). Die

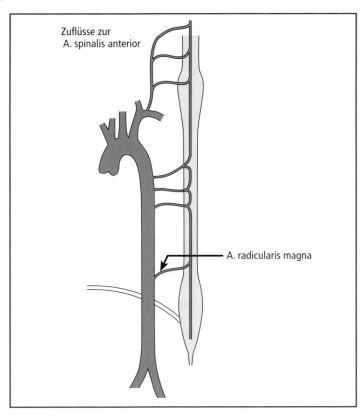

Abb. 5-6 Bedeutung der A. radicularis magna bei TAA

operative Therapie verfolgt das Ziel, den rupturierten bzw. rupturgefährdeten Aortenabschnitt auszuschalten. Ebenso wie im infrarenalen Abschnitt wird die Prothese in das bestehende Gefäß inkorporiert („Graft-inclusion"-Technik). Akute Aortenrupturen können meist nur mit einem Interponat rekonstruiert werden. Die Versorgung einer Aortenverletzung kann je nach Schwere der

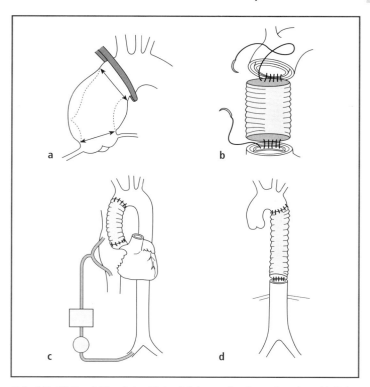

Abb. 5-7 OP Typ-A-Dissektion/TAA: a) Schema des Operationssitus; b) Nahttechnik; c) OP unter Herz-Lungen-Maschine; d) Darstellung mit Interponat

Begleitverletzungen nachrangig sein und wird nach Stabilisieren
des polytraumatisierten Patienten im Intervall durchgeführt.

Typ-A-Dissektionen erfordern eine Rekonstruktion der dis-
sezierten Aorta ascendens und eventuell auch von Anteilen des
Aortenbogens. Auch ein Aortenklappenersatz ist ggf. notwendig
(Herz-Lungen-Maschine, tiefe Hypothermie, Kreislaufstillstand)
(s. Abb. 5-7a–c).

Typ-B-Dissektionen bedürfen einer interdisziplinären Therapie auf der Intensivstation (Bettruhe, Blutdrucksenkung auf systolisch 100–120 mmHg, Betablocker, Sedierung usw.) mit dem Ziel, die Aortendissektion zu stabilisieren. Primär ist zu versuchen, die akute Form in eine chronische Dissektion vom Typ B – nach 14 Tagen – zu überführen. Bei Ruptur, schweren Durchblutungsstörungen und persistierenden Schmerzen ist eine Dissektion vom Typ B endovaskulär akut zu versorgen. Ist der Aortendurchmesser > 5,5 cm oder nimmt > 1,0 cm/Jahr zu, besteht die Indikation zur endovaskulären Rekonstruktion.

Mortalitätsraten von unter 10 % und kaum noch auftretende postoperative Paraplegien sprechen eindeutig für die endovaskuläre Rekonstruktion. Weitere Vorteile sind: ein geringes Zugangstrauma (transfemoral), minimaler Blutverlust, fehlendes aortales „cross-clamping", schnellere Rekonvaleszenz. Die Indikation stellt sich bei aortalen Durchmessern zwischen 4 cm und 6 cm. TAA mit einem größeren Durchmesser sind operativ zu rekonstruieren. Endovaskuläre Rekonstruktionen mit Stentgrafts erscheinen wegen des grundsätzlich normalen Aortenkalibers und der umschriebenen Läsion gerade für die akute Aortenruptur bzw. das traumatische Aneurysma der Aorta descendens vorteilhaft.

Operative Prozedur: Aneurysma der Aorta descendens
(s. Abb. 5-7d)

- Lagerung: Halbseitenlagerung nach Crawford (Becken in Rechtsseitenlage, 40–50°-Rotation des Thorax nach links).
- Doppellumentubus mit Pneumothorax links.
- Anterolaterale Inzision durch den 3.–5. ICR mit ggf. Durchtrennung von 2–3 Rippen.
- Spaltung der Pleura parietalis.
- Druckadaptierte proximale und distale Ausklemmung.

- Eröffnung des Aneurysmas und Umstechung der Segmentarterien.
- Herstellen der proximalen und distalen Anastomose ggf. unter Einbeziehung rückblutender Interkostalarterien.
- Ein ostialer Subklaviaverschluss wird in der Regel klinisch toleriert.
- Blutstromfreigabe, druckadaptiert.
- Verschluss der Aneurysmawand.
- Pleuradrainage, Thoraxverschluss.
- Ist eine Transposition aller drei Aortenbogenäste erforderlich, erfolgt zuerst eine Revaskularisation durch einen Bypass von der proximalen Aorta ascendens aus.

Operative Prozedur: thorakoabdominales Aneurysma
(s. Abb. 5-8, 5-9a–b)

- Erweiterung des Eingriffes mit Laparotomie, Durchtrennung des Zwerchfells und Verlagerung der linken Niere und der Baucheingeweide nach rechts; die Milz ist zu schonen.
- Die Nieren werden mit gekühlter Heparin-Kochsalz-Lösung gespült.
- Proximale Anastomose und sukzessives Anastomosieren der Viszeral- und Nierenarterien.
- Rekonstruktion des Zwerchfells, Pleuradrainage, Thoraxwandverschluss.

Endovaskuläre Prozedur
(s. Abb. 5-10a–e)

- Im gefäßchirurgischen OP-Saal, Narkose.
- Rückenlagerung.
- Weiträumiges Abdecken für multiple Zugangswege (Leiste, iliakal, supraaortisch, Thorakotomie).

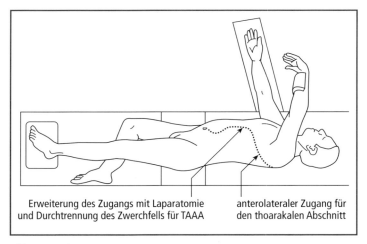

Erweiterung des Zugangs mit Laparatomie und Durchtrennung des Zwerchfells für TAAA

anterolateraler Zugang für den thoarakalen Abschnitt

Abb. 5-8 TAAA-OP: Lagerung

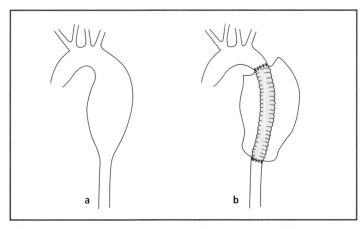

a   b

Abb. 5-9 TAA-OP: a) vor Rekonstruktion; b) nach Rekonstruktion

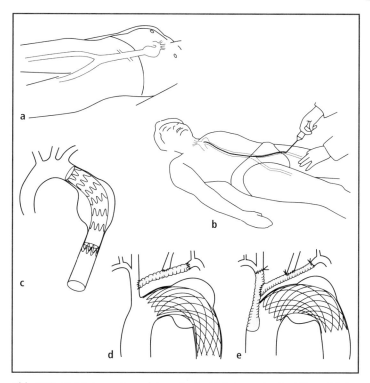

Abb. 5-10 TAA-Intervention: a) Lage Aorta; b) Schema der Punktion; c) Schema nach Intervention; d) A. subclavia und A. carotis communis ausgeschaltet und revaskularisiert; e) Aortenbogenäste ausgeschaltet und revaskularisiert

- Operative Freilegung der Leistengefäße (oder iliakales Conduit).
- Punktion der A. femoralis communis, Vorschieben eines Führungsdrahtes („guide wire").
- Einbringen der Schleuse, orientierende Angiografie (Pathologie, „landing zones").
- Einbringen eines „stiff guide wire".

- Positionieren der Endoprothese und Implantation.
- Ein „Überstenten" des Subklaviaabganges kann erforderlich sein, bedarf jedoch nur in wenigen Fällen einer späteren Revaskularisation.
- Ansonsten sind die Aortenbogenäste vorher mittels Bypass zu versorgen (Hybrideingriff).
- Abschlussangiografie.
- Verschluss der Zugangswege (Gefäßnaht, Weichteile).

Anweisungen für die Station

- Vortag: abführende Maßnahmen; Untersuchungsbefunde zusammenstellen (EKG, Röntgen-Thorax, Gefäßbilder [z. B. Angio, CT, CT-A, MRT, MRA], Lufu); elektiver Eingriff 4−6 Blutkonserven.
- OP-Tag: Rasur Hals bis Leisten, einschließlich Schamregion.
- Direkt post-OP: Intensivstation; kein Heparin; Labor (kleines Blutbild, Gerinnung usw.); Urinproduktion; mehrfache Kontrolle der Wunden (Hämatom, Nachblutung), des Abdomens (weich, gespannt); Dekubitusprophylaxe; Blutdruckkontrollen; bei „trash foot", aber vorhandenen Pulsen, Behandlung mit Prostavasin® (Prostaglandin E1) 2 × 20-µg-Ampulle täglich beginnen.
- 1. postop. Tag: ggf. Verlegung; Redons ex; Labor (kleines Blutbild, Gerinnung, Leberwerte, Nierenwerte); niedermolekulare Heparinisierung; ABI („Ankle-brachial"-Index); Pulsstatus; nach endovaskulärer Rekonstruktion → Spiral-CT (Nativröntgen als postoperative Kontrolle); Physiotherapie; Mobilisation; Atemgymnastik; trinken erlaubt.
- 2.−9. postop. Tag: Kostaufbau; weitere Mobilisation; Blasenkatheter ex; abführende Maßnahmen (bei Bedarf); Thrombo-

zytenaggregationshemmer (z. B. ASS 100 mg/Tag); Antikoagulation nach Rücksprache.

- Ab 10.–14. postop. Tag: Nahtmaterial ex; Entlassung (unter Berücksichtigung etwaiger Wunden) z. B. in die Rehabilitation.

Nachsorge

Regelmäßige postoperative Kontrollen des rekonstruierten Aortenabschnittes wie auch der übrigen Segmente erfolgen durch Computertomografie mit Kontrastmittel, alternativ durch eine MRT-Untersuchung. Antikoagulantien oder Thrombozytenaggregationshemmer sind in der Regel nicht erforderlich, außer es liegen andere Gründe vor (z. B. Herzklappenfehler, pAVK). Nach einer 6-monatigen Erholungsphase (Einwachsen der Prothese), sind die Patienten wieder voll belastbar, nach endovaskulären Rekonstruktionen früher. Antihypertensiva und Statine sind als Dauertherapie zu betrachten. Eine Infektprophylaxe ist unter bestimmten Umständen angeraten (Zahnextraktion, Appendizitis, Phlebitis, operative Eingriffe, Darminfekte, schwere Virusgrippe).

6 Bauchaortenaneurysma

Das Bauchaortenaneurysma (Durchmesser > 3 cm) ist eine krankhafte Erweiterung der Bauchschlagader. Es umfasst 95 % aller Aortenaneurysmen und betrifft am häufigsten den infrarenalen Abschnitt der Aorta (s. Abb. 6-1a–b). Jährlich treten 40 Erkrankungsfälle pro 100 000 Einwohner neu auf. Die Arteriosklerose ist die Hauptursache abdominaler Aortenaneurysmen und führt zur Dilatation des Gefäßes. Bei Männern jenseits des 65. Lebensjahres und aktiven Rauchern kommt es zum gehäuften Auftreten.

Mit Zunahme des Gefäßumfanges steigt die Rupturgefahr. Liegt diese bei Bauchaortenaneurysmen mit einem Durchmesser von < 5 cm noch unter 3 % pro Jahr, steigt sie bei einem Durchmesser von > 5 cm rapide auf über 60 % (> 7 cm) jährlich an.

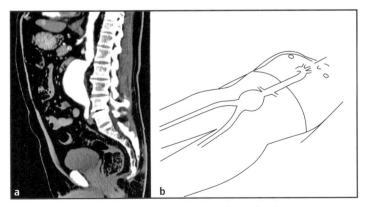

Abb. 6-1 Infrarenales Bauchaortenaneurysma: a) CT; b) Schema

Klinik

Die meisten Bauchaortenaneurysmen sind von der Klinik her asymptomatisch, d. h. sie werden eher zufällig wegen anderer Beschwerden entdeckt. Allenfalls uncharakteristische, ausstrahlende Schmerzen führen den Betroffenen zu Ärzten verschiedener Fachrichtungen. Nicht selten gehen Verschlüsse in der peripheren Ausstrombahn auf das Konto arterieller Embolien aus dem Aneurysmasack.

In etwa 10 % der Fälle liegt bei einem Bauchaortenaneurysma auch ein Aneurysma der A. iliaca communis vor, bei 25–28 % auch ein Poplitaaneurysma. In der Gruppe der symptomatischen Patienten sind jene mit und ohne Ruptur abzugrenzen.

Symptomatisches Aneurysma

Ein sich ausdehnendes Aneurysma führt häufig zu Rücken- und Bauchschmerzen. Insbesondere finden sich in den linken Unterbauch ausstrahlende Schmerzen. Sind Nachbarorgane mitbetroffen, werden organbezogene Beschwerden nicht selten als Magengeschwür, Nierenbeckenentzündung oder Cholecystitis fehlgedeutet. Die unmittelbare Nachbarschaft zur Wirbelsäule erklärt auftretende Rückenschmerzen, die als Erkrankung des Bewegungsapparates missdeutet werden.

Rupturiertes Aneurysma

Kommt es zu einer rasanten Wandausdehnung oder Ruptur, verspüren die Betroffenen einen akuten Bauchschmerz, vergesellschaftet mit in die Flanke oder das linke Becken ausstrahlenden Rückenschmerzen. Als Folge des Blutverlustes kommt es zum Kreislaufversagen. Jede Aneurysmaruptur schafft eine unmittelbar lebensbedrohliche Situation. Kommt es zur Ruptur, geschieht dies überwiegend (90 %) nach retroperitoneal (gedeckte Ruptur) in die linke Nierenloge, seltener in die freie Bauchhöhle (8 %) oder in die untere Hohlvene (2 %). Bei Perforation in das Duodenum steht die massive obere intestinale Blutung im Vordergrund. Eine Perforation in das Duodenum mit schwerer gastrointestinaler Blutung sollte nach Prothesenimplantation (Nahtaneurysma) in die Differenzialdiagnose mit einbezogen werden.

Diagnostik

■ **Sonografie:** Als Screeningmethode und diagnostischer Standard steht die Sonografie als B-Scan oder als farbkodierte Duplexsonografie an erster Stelle.

■ **Computertomografie/CT-Angiografie (CT, CT-A):** Die Gestalt und das Größenverhältnis des Aneurysmas wie auch sein Bezug zu den Nachbarorganen lassen sich eindeutig abbilden. Ob eine konzentrische oder exzentrische Thrombosierung vorliegt, ist differenzierbar. Es handelt sich um das führende bildgebende Verfahren für Screening, Diagnostik, Messung und Verlaufskontrollen – insbesondere nach Stentgrafts – eines Aortenaneurysmas.

■ **Magnetresonanztomografie/-angiografie (MRT und MRA):** Ist dieses Verfahren zur morphologischen Darstellung eines Aneurysmas eine sichere Alternative, so zeigt es jedoch starke Einschränkungen hinsichtlich der Vorbereitung und Verlaufskontrolle einer endovaskulären Therapie.

■ **Angiografie:** In der bildgebenden Diagnostik spielt sie nur noch eine nachrangige Rolle, wobei sie sich jedoch in der Therapieplanung aufwändiger Eingriffe als wertvoll erweisen kann, da mit ihr alle arteriellen Abgänge eindeutig dargestellt werden können.

Für die Implantation einer Aorten-Stent-Prothese ist es erforderlich, eine geometrisch exakte Längen- und Durchmesserbestimmung durchzuführen (CT). Zur Abklärung der Beckengefäße und der Ausstrombahn ist in solchen Fällen zudem eine Angiografie (konventionell oder CT-A) obligat.

Gar nicht selten bestehen dilatierende und obliterierende Gefäßprozesse nebeneinander, wie z.B. eine koronare oder zerebrale Durchblutungsinsuffizienz oder eine Claudicatio intermittens. Daher ist eine Abklärung dieser Entitäten selbstverständlich (Echokardiografie, farbkodierte Duplexsonografie der Karotiden, ABI).

Therapeutische Indikationsstellung

Asymptomatisch

Eine rasche Größenzunahme (> 4 mm pro Jahr) oder ein Querdurchmesser von > 5 cm sind die klinischen Entscheidungskriterien für eine Operation. Bei Frauen sind bereits kleinere Durchmesser rupturgefährdet.

Symptomatisch

Jede Aneurysmaruptur schafft eine unmittelbar lebensbedrohliche Situation und stellt dementsprechend bei praktisch allen Patienten eine absolute Operationsindikation dar. Erreicht der Patient noch lebend das Krankenhaus, ist die Letalität für Notfalleingriffe bei > 40 %. Für elektive Eingriffe liegt sie bei 3–5 %.

Patienten mit Aortenaneurysmen weisen ein erhöhtes perioperatives kardiales Risiko auf. In etwa 9–13 % der Fälle kommt es zu kardialen Zwischenfällen. Bei der präoperativen Vorbereitung sind Patienten mit einer instabilen Angina pectoris kardiologisch weiter abklärungsbedürftig (Koronarangiografie, Revaskularisation, PTCA usw.). Bei stabiler Angina pectoris kann der Patient der Operation zugeführt werden. Hier ist durchaus auch die präoperative Bestimmung des Troponins hilfreich.

Als medikamentöse Therapie sind Betablocker (Atenolol: perioperativ 10 mg/Tag i. v.; danach 2 × 10 mg i. v. bzw. 50–100 mg p. o.), Statine, ASS und ACE-Hemmer zu nennen.

In Abhängigkeit von der Indikationsstellung erfolgt operativ die Resektion des aneurysmatischen Aortensegments mit Wiederherstellung der arteriellen Strombahn durch einen prothetischen Ersatz oder eine endovaskuläre Revaskularisation durch Stentprothesen (erstmalig durch Parodi 1990). Ist die Bifurkation nicht mit einbezogen, kann eine Rohrprothese verwendet werden. Zusätzliche Stenosen oder Aneurysmen an den Iliakalgefäßen erfordern jedoch eine Bifurkationsprothese, deren distale Anastomosen iliakal oder femoral angelegt werden.

Therapie

Offene Operation (OAR)

Ziel des Eingriffs ist der Ersatz der aneurysmatischen Strombahn. Bei unauffälliger Aortenbifurkation erfolgt die Operation als Rohrprotheseninterponat. Ein Übergreifen der aneurysmatischen Veränderungen auf die angrenzende Beckenstrombahn erfordert hingegen eine Bifurkationsprothese mit Anschluss im Bereich der iliakalen Teilungsstelle. Ausnahmen hiervon sind Patienten mit erhöhtem operativem Risiko und Notfallpatienten. Hier beschränkt man sich meist auf den Ersatz der Aorta (Rohrprothese). Bei Nichteinbeziehen der A. iliaca interna in den Blutabstrom sind am Ende des Eingriffes die Vitalität distaler Darmabschnitte sowie der Glutealmuskulatur zu überprüfen. Nach Freigabe des Blutstromes in die Beckenarterien wird durch Inspektion des rektosigmoidalen Überganges geprüft, ob eine Reimplantation der A. mesenterica inferior erforderlich ist.

Bei elektiven Eingriffen sind 4–6 Blutkonserven, bei Rupturen 10 Konserven und 2 Thrombozytenkonzentrate bereitzuhalten!

Prozedur
(s. Abb. 6-2a–f)

- Rückenlagerung leicht überstreckt, beide Arme 90° abgewinkelt.
- Medianlaparotomie.
- Revision der Abdominalhöhle, Zirkulation im rektosigmoidalen Übergang?
- Suprapubischer Blasenkatheter.
- Mithilfe des Omni-Tract® Abdrängen des unter Tüchern geschützten Dünn- und Dickdarmgekröses nach lateral und kranial, Darstellen des Aneurysmas.
- Spalten des Retroperitoneums von kranial nach kaudal zur rechten Beckenstrombahn, peripher Präparieren und Anschlingen der Iliakalgefäße, Anschlingen der A. mesenterica inferior (AMI).
- Zentral gilt als Landmarke die kreuzende linke V. renalis.

  Die V. renalis kann in seltenen Fällen auch dorsal der Aorta kreuzen!
- 5 000 I. E. Heparin intravenös.
- Druckadaptierte Ausklemmung der Aorta, getrennte Ausklemmung der Iliakalarterien, zuerst Iliakalarterien, dann Aorta zur

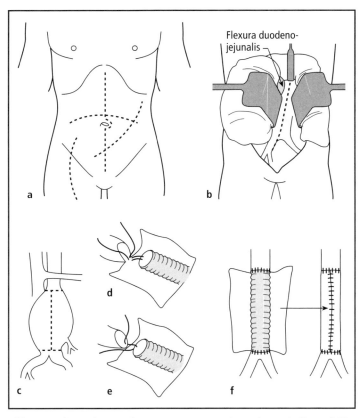

Abb. 6-2 Infrarenales Bauchaortenaneurysma – Operationstechniken: a) Medianlaparatomie; b) Eröffnung des Retroperitoneums vor dem Aneurysma; c) Schnittführung; d) Nahttechnik 1 (Stehenlassen der Hinterwand); e) Nahttechnik 2 (Stoß-auf-Stoß-Naht); f) Der Aneurysmasack wird über der Prothese verschlossen.

Vermeidung eines „trash foot" (periphere Embolisation aus dem Aneurysmasack).

- Spaltung des Aneurysmas an der Vorderseite, Ausräumen des Thrombus aus dem Aneurysmasack, rückblutende Lumbalarterien werden mit 3/0-Prolene® umstochen, bei obliterierter AMI kann, bei gut rückblutender AMI darf sie ligiert werden.

- Die Aorta kann zur besseren Übersicht kranial und kaudal komplett durchtrennt werden, dann in typischer Weise End-zu-End-Anastomose, nach Fertigstellen der zentralen Anastomose Dichtigkeitskontrolle durch kurzes „flushen", Ausspülen und Aussaugen der Prothese.

- Die distale Anastomose erfolgt auch End-zu-End, bei Kaliberdifferenzen muss ggf. die Originalstrombahn ventral etwas eingeschnitten werden, vor Komplettieren der Naht Rückstromkontrolle beider Beckenetagen (Thromben) durch kräftige Kompression der Oberschenkel, Spülung.

- Die Anastomosen können an der hinteren Zirkumferenz aber auch in „Inlay"-Technik erfolgen (ca. 1/3 der Zirkumferenz bleibt als Hinterwand stehen).

- Freigabe des Blutstromes zuerst in eine Beckenstrombahn.

- Zirkulation im rektosigmoidalen Übergang? Ggf. Reimplantation der AMI.

- Durchblutungskontrolle: Leistenpulse? Zirkulation Füße? „Trash foot"?

- Verschluss des Aneurysmasacks vor der Prothese.

- Verschluss des Retroperitoneums.

- Allschichtiger Bauchdeckenverschluss, subkutane Drainage, Klammernahtverschluss der Haut.

Rupturiertes Bauchaortenaneurysma

Ein systolischer Blutdruck von ca. 90 mmHg sollte durch Volumengabe erreicht werden. Vor Narkosebeginn sollte erst die operative Vorbereitung des Patienten komplettiert sein! Dann folgt die Laparotomie. Die oberste Priorität gilt dem Ausklemmen der proximalen Aorta (supracoeliakal oder infrarenal). Kein Heparin! Nach Stabilisierung werden Blutprodukte gegeben, am Ende einer erfolgreichen Maßnahme auch zwei Thrombozytenkonzentrate. Wenn irgend möglich nur Rohrprothesenersatz verwenden. Eine suprarenale Dilatation wird ignoriert. Am Ende des Eingriffs folgt typischerweise die Kontrolle der Durchblutung von Sigma und Extremitäten.

Endovaskuläre aortale Rekonstruktion (EVAR)

Einzig eine Senkung der perioperativen Morbidität und Mortalität lässt sich EVAR zuschreiben. Die Langzeitergebnisse weisen keine Unterschiede zur operativen Therapie auf. Es sind bestimmte Voraussetzungen, insbesondere auch in Abhängigkeit vom verwendeten Device, zu berücksichtigen: Hals mit Durchmesser < 34 mm und Länge von > 15 mm, kein Thrombus, kein Plaque, keine Kalzifikationen. Für die distale Verankerung wird eine Länge von 30 mm bei einem maximalen Durchmesser von 20 mm gefordert. Der Zugangsweg sollte einen Durchmesser von ca. 8 mm haben.

Prozedur
(s. Abb. 6-3a–c)

- Röntgentisch, Rückenlagerung horizontal, Arme ausgelagert.
- Freilegen der Femoralgefäße.
- 5 000 I. E. Heparin intravenös.

> Die Vorgehensweise variiert in Abhängigkeit vom Device!

- Unter Röntgenkontrolle Einbringen, Platzieren und Absetzen des Hauptkörpers.
- Dann Anmodellieren des kontralateralen Schenkels.
- Die innere Beckenschlagader (A. iliaca interna) sollte frei bleiben.

- Anschließende Angiografie (Endoleak?).
- Mit 5/0-Prolene® Naht der Femoralgefäße.

Der Einsatz fremdblutsparender Verfahren (präoperative Eigen-
blutspende, intraoperative Hämodilution, maschinelle Autotrans-
fusion) sollte bei fehlenden Risikofaktoren erwogen werden und

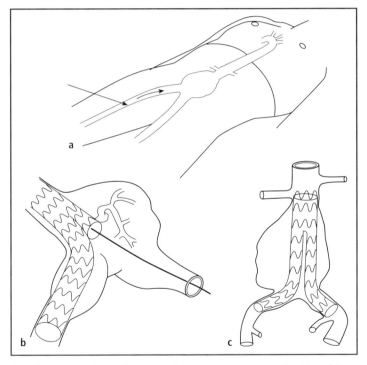

Abb. 6-3 Endovaskuläre Therapie: a) Schema Zugangsweg: den Hauptkörper
über die rechte Leiste einbringen; b) den zweiten Schenkel von links über den
liegenden Führungsdraht einbringen und an den Hauptkörper anmodellieren;
c) Abschlussbild der endovaskulären Rekonstruktion

kann hilfreich sein. Der operative Eingriff schließt mit der Kontrolle der Zirkulation im Bereich der unteren Extremitäten ab.

Für die endovaskuläre Aorten-Rekonstruktion werden verschiedene prothetische Materialien angeboten. Dabei müssen herstellerspezifische Angaben berücksichtigt werden, die hier keine weitere Erwähnung finden.

Anweisungen für die Station

- Vortag: abführende Maßnahmen; Untersuchungsbefunde zusammenstellen (EKG, Röntgen-Thorax, Gefäßbilder [z. B. Angio, CT, CT-A, MRT, MRA], Lufu); elektiver Eingriff 4–6 Blutkonserven.
- OP-Tag: Rasur Mamillen bis Knie, einschließlich Schamregion.
- Direkt post-OP: Intensivstation; kein Heparin; Labor (kleines Blutbild, Gerinnung usw.); Urinproduktion; mehrfache Kontrolle der Wunden (Hämatom, Nachblutung), des Abdomens (weich, gespannt); Dekubitusprophylaxe; Blutdruckkontrollen; bei „trash foot", aber vorhandenen Pulsen, Behandlung mit Prostavasin® 2 × 20-µg-Ampulle täglich beginnen.
- 1. postop. Tag: ggf. Verlegung; Redons ex; Labor (kleines Blutbild, Gerinnung, Leberwerte, Nierenwerte); niedermolekulare Heparinisierung; ABI („Ankle-brachial"-Index); Pulsstatus; nach endovaskulärer Rekonstruktion → Spiral-CT (Nativröntgen als postoperative Kontrolle); Physiotherapie; Mobilisation; Atemgymnastik; trinken erlaubt.

  > Bei auffälligen Patienten (z. B. Tachykardie, Leukozyten ↑ ↑, Urinproduktion ↓ ↓) ist eine Darmischämie (Sigma), ein Ileus, eine Darm- oder Ureterverletzung, ein Platzbauch auszuschließen.

- 2.–9. postop. Tag: Kostaufbau; weitere Mobilisation; Blasenkatheter ex; abführende Maßnahmen (bei Bedarf); Thrombozytenaggregationshemmung (z. B. ASS 300 mg/Tag).

- Ab 10.−14. postop. Tag: Nahtmaterial ex; Entlassung (unter Berücksichtigung etwaiger Wunden) z. B. in die Rehabilitation.

Nachsorge

Die postoperative Behandlung erfolgt auf der Intensivstation (Stabilisierung der respiratorischen Funktion und Vitalparameter).

Die venöse Thromboembolieprophylaxe erfolgt durch niedermolekulares Heparin. Die Frühmobilisation der Patienten ist anzustreben. Vor Entlassung Abschlusskontrolle mittels Sonografie. Bei den meist älteren Patienten ist eine Anschlussheilbehandlung ratsam.

Eine engmaschige Verlaufskontrolle (alle 3−6 Monate) von Patienten mit kleinem Aneurysma ist empfehlenswert. Bei sprunghafter Zunahme des maximalen Querdurchmessers bzw. Überschreiten von 5 cm stellt sich die Indikation zur operativen Behandlung.

Endovaskuläre Therapie: 3, 6 und 12 Monate postop. → CT und Röntgen-Abdomen. Danach jährliche Kontrollen zum Ausschluss eines „displacements" oder einer „stent-fracture".

7 Akuter bzw. chronischer Verschluss und Stenosen der Viszeralarterien

Der Mesenterialinfarkt ist mit einem Anteil von 0,4 % an den akuten Abdominalerkrankungen relativ selten. Durchblutungsstörungen der Viszeralorgane, hervorgerufen durch eine arterielle Embolie (31 %) oder eine akute Thrombose (34 %), münden in etwa 85 % der Fälle in einen akuten Mesenterialinfarkt. In den meisten Fällen kommt es hierbei zu einem Verschluss der A. mesenterica superior (s. Abb. 7-1a–b). Die Prognose dieser Patienten ist abhängig vom Ausmaß der Darmschädigung.

Chronische Verschlussprozesse von Truncus coeliacus, A. mesenterica superior und A. mesenterica inferior werden in 95 % der Fälle durch die Arteriosklerose verursacht. Mit zunehmendem Alter sind chronische Verschlussprozesse der Viszeralarterien keine Seltenheit. Ihre Rekonstruktion gehört jedoch zu den eher seltenen gefäßchirurgischen Eingriffen. Ein gutes Kollateralgefäßsystem lässt die Mehrzahl dieser Verschlussprozesse asymptomatisch bleiben.

Klinik

Stehen die Angina intestinalis (reproduzierbarer postprandialer Abdominalschmerz) und der Gewichtsverlust beim chronischen Viszeralarterienverschluss als klassische Symptome im Vorder-

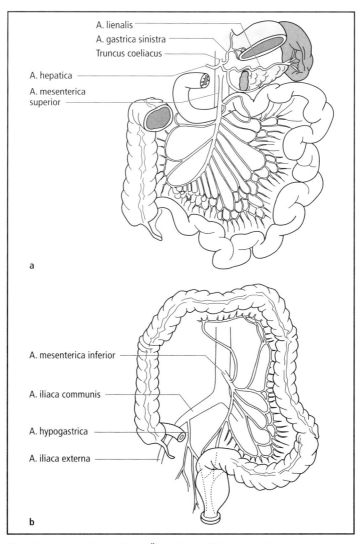

Abb. 7-1a und b Anatomische Übersicht der Viszeralarterien

grund, sind die Beschwerden beim akuten Viszeralarterienverschluss sehr uncharakteristisch (heftige krampfartige Schmerzen, geringe Peritonitis bis zum Vollbild einer Durchwanderungsperitonitis) und erschweren eine Frühdiagnose. Eine absolute Arrhythmie (Emboliequelle Herz) sollte bei den differenzialdiagnostischen Abwägungen eines akuten Abdomens an eine akute mesenteriale Ischämie denken lassen.

Diagnostik

■ **Farbkodierte Duplexsonografie**: Dieses Verfahren vermittelt als Screeningmethode bei vielen Verdachtsfällen einer Angina intestinalis oder eines akuten Mesenterialverschlusses einen raschen Überblick.

■ **Intraarterielle digitale Subtraktionsangiografie (DSA), CT-Angiografie (CT-A) bzw. Magnetresonanzangiografie (MRA)**: Die DSA kann selektiv einzelne Viszeralarterien darstellen. Die anderen Verfahren geben exakt Auskunft über den Verschlussprozess (akut, chronisch, Stenosen) der Viszeralarterien.

■ **Labor**: Bei der Labordiagnostik kann eine Laktatazidose (Serum-Laktat > 4 mmol/l) eine spezifische Bedeutung in der Diagnosefindung haben.

> Bei begründetem Verdacht einer akuten intestinalen Ischämie ist die Probelaparoskopie bzw. -laparotomie nach wie vor die Methode der Wahl.

Therapeutische Indikationsstellung

Ein akutes Abdomen, einhergehend mit einem erhöhten Serum-Laktat sowie bei nachgewiesener okklusiver intestinaler Ischämie, sollte zur notfallmäßigen diagnostischen Laparoskopie bzw. Probelaparotomie Anlass geben. Die operative Rekonstruktion chronischer Verschlussprozesse ist ein seltener Eingriff, da primär endovaskuläre Verfahren zum Einsatz kommen. Invasive Maßnahmen (endovaskulär bzw. operativ) sind unter Berücksichtigung des Allgemeinzustandes des Patienten, der allgemeinen Operabilität und des technischen Schwierigkeitsgrades der Rekonstruktion zu planen.

Asymptomatische Befunde bedürfen keines Eingriffes.

Therapie

Hat ein embolischer oder thrombotischer Verschluss bereits zur Darmnekrose geführt, ist eine Darmresektion unabwendbar (Problem der Frühdiagnose). Die alleinige Darmresektion ist in erster Linie den peripheren Embolisationen mit segmentären Darmnekrosen vorbehalten. Ist die A. mesenterica superior verschlossen, muss sie revaskularisiert werden. Dies wird, falls möglich, durch Embolektomie oder durch einen aortomesenterialen Bypass realisiert. Ein passagerer Bauchdeckenverschluss mit „Second-look"-Operation ist angezeigt, um eine erneute Beurteilung der Darmvitalität durchzuführen und ggf. nicht erkannte oder neu aufgetretene Infarzierungen rechtzeitig zu entdecken und nachzuresezieren. Die hohe Durchflussrate in der rekonstruierten Gefäßstrecke verhindert in der Regel einen erneuten Gefäßverschluss.

Chronische Verschlussprozesse oder Stenosen weisen meist eine relativ kurzstreckige Verschlussmorphologie auf und sind daher primär für eine perkutane transluminale Angioplastie (PTA) geeignet. Bei ostialen Stenosen ist jedoch Vorsicht geboten.

Rekonstruktionsmethoden ohne Gefäßersatzmaterial
(s. Abb. 7-2a−b)

- transmesenteriale Endarteriektomie
- transaortale Endarteriektomie
- Transsektion mit Reimplantation
- Bypass-Plastiken in situ mit der A. lienalis

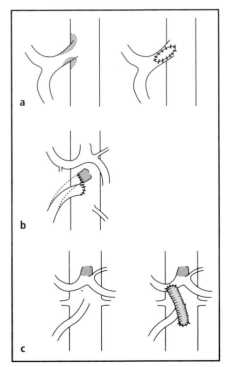

Abb. 7-2 Rekonstruktionsmethoden Viszeralarterien: a), b) ohne; c) mit Transplantatmaterial

Rekonstruktionen mit Transplantatmaterial

(s. Abb. 7-2c)

- Transsektion und Reimplantation mit Transplantatinterposition
- antegrader Bypass von der thorakalen Aorta
- retrograder Bypass von der infrarenalen Aorta

Anweisungen für die Station

> Die systemische Einschwemmung von toxischen Metaboliten und Toxinen ruft ein Reperfusionssyndrom hervor, welches in ein Multiorganversagen münden kann.

- Vortag: abführende Maßnahmen; Untersuchungsbefunde zusammenstellen (EKG, Röntgen-Thorax, Gefäßbilder [z. B. Angio, CT, CT-A, MRT, MRA], Lufu); 2 Blutkonserven.
- OP-Tag: Rasur Mamillen bis Leisten.
- Direkt post-OP: Intensivstation; Antikoagulation mit intravenösem Heparin und späterer Umstellung auf Vitamin-K-Antagonisten; Labor (Laktat, Elektrolyte, Säure-Basen-Haushalt, kleines Blutbild, Gerinnung); Breitbandantibiotika; bilanzierte Infusionstherapie.
- 1. postop. Tag: „Second-look"-Operation nach 8–12 Stunden; angiografische Kontrolle des Rekonstruktionsergebnisses.
- 2.–9. postop. Tag: ggf. Verlegung; Redons ex; Labor (Laktat, Elektrolyte, Säure-Basen-Haushalt, kleines Blutbild, Gerinnung); Physiotherapie; Mobilisation; Atemgymnastik; trinken, im weiteren Verlauf Kostaufbau; Blasenkatheter ex.
- Ab 10.–14. postop. Tag: Nahtmaterial ex; Entlassung (unter Berücksichtigung etwaiger Wunden und Kostform) z. B. in die Rehabilitation.

Nachsorge

Eine Normalisierung der Darmtätigkeit ist generell erst nach 4–6 Wochen zu erwarten. Das Ausmaß der Dünndarmresektion ist dabei von entscheidender Bedeutung (Kurzdarmsyndrom). Endovaskuläre oder operative Korrekturen chronischer Verschlussprozesse sind im ersten postoperativen Jahr alle 3 Monate und danach alle 6 Monate zu kontrollieren (Duplexsonografie, bei Unklarheiten durch Kontrollangiografie).

8 Nierenarterienerkrankungen

Die Arteriosklerose tritt generalisiert auf und führt simultan zu Strombahnhindernissen in unterschiedlichen Gefäßabschnitten (Beinarterien, Halsschlagadern, Koronarien, Nierenarterien). Neben den arteriosklerotisch bedingten (90 %) Nierenarterienerkrankungen (renovaskulärer Hypertonus, chronisch ischämische Nephropathie) treten andere Ursachen in den Hintergrund (fibromuskuläre Dysplasie, Nierenarterienaneurysma).

Diagnostik

Die Abklärung einer Nierenarterienerkrankung erfolgt meist im Zusammenhang mit der Ursachenklärung eines Hypertonus (Inzidenz 1–3 %) oder einer Niereninsuffizienz (Kreatinin ↑ ↑, glomeruläre Filtrationsrate ↓ ↓).

Neben der farbkodierten Duplexsonografie kommen als bildgebende Verfahren die MR- oder CT-Angiografie zum Einsatz. Der Captopril-Test oder eine Belastungsszintigrafie kann Aufschluss darüber geben, ob sich mit revaskularisierenden Maßnahmen ein Hypertonus beeinflussen lässt.

Therapeutische Indikationsstellung

Führen vaskuläre Ursachen zu einem renalen Hypertonus oder zu fassbaren Einschränkungen der Nierenfunktion (kompensiert, dialysepflichtig), sind invasive Maßnahmen zum Erhalt der Organfunktionen angezeigt und auch erfolgversprechend. Die Heilung der Hypertonie ist selten, eine verbesserte medikamentöse Blutdruckeinstellung jedoch häufig.

Therapie

Die Etablierung minimalinvasiver Verfahren hat das Indikationsspektrum eindeutig zugunsten endovaskulärer Therapieoptionen (PTA und/oder Stent) verschoben. Operative Maßnahmen beschränken sich auf komplexe und langstreckige Stenosen, Notfallsituationen (nach PTA und/oder Stent, Nierenarterienaneurysma [symptomatisch und/oder Größenzunahme > 2 cm, auch in der Gravidität]) oder als Simultaneingriff bei Rekonstruktionen von aortoiliakalen Strombahnhindernissen. Zu berücksichtigen bleibt hierbei, dass die rechte Nierenarterie wegen ihrer anatomischen Lage (hinter der V. cava inferior) operativ schwieriger zu erreichen ist (s. Abb. 8-1a–c).

Interventionelle Behandlungsverfahren

Bei ateriosklerotischen Hauptstammstenosen und bei Stenosen bei fibromuskulärer Dysplasie ist die technische Erfolgsquote > 80 %. In 1/4 der Fälle muss eine Angioplastie erneut durchgeführt werden, um eine längerfristige Offenheit zu gewährleisten (Verlaufskontrollen).

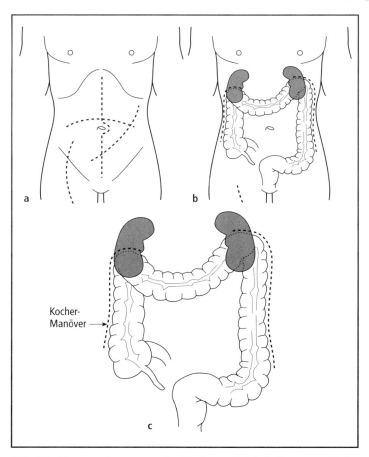

Abb. 8-1 Nierenarterien − operative Zugänge: a) Schnittführungen; b) Zugang; c) Kocher-Manöver

Operative Rekonstruktionen

Folgende Verfahren sind möglich (s. Abb. 8-2a–d):

- Kunststoff- oder Venen-Bypass
- Arterien-Bypass (splenorenaler Bypass bzw. Transposition)
- Brücken-Bypass
- transaortale bzw. ostiale Nierenarterien-TEA
- Nierenarterienreimplantation
- Nierenarterienteilresektion mit End-zu-End-Anastomose oder Patchplastik

> Die Unterbrechung der Blutzufuhr sollte unter 30 Minuten liegen, ist aber durch eine hypotherme Perfusion auf mehrere Stunden ausdehnbar.

Prozedur

- Rückenlagerung.
- Zugangswege: mediane Oberbauchlaparotomie, vom Xiphoid unter Linksumschneidung des Nabels bis in die Unterbauchmitte reichend; alternativ quere Oberbauchlaparotomie.
- Exposition der rechten Nierenarterie am besten zu erreichen durch: Mobilisation der rechten Kolonflexur und Kocher-Manöver am Duodenum; linke Nierenarterie: in der Regel transperitoneal.
- Gabe von 10 000 I.E. Heparin systemisch; Ausklemmmanöver.
- Quere Inzision von der Aorta in die Nierenarterienabgänge.
- Überprüfung des Aortenrückflusses und Erweiterung der Arteriotomie auf ca. 5 mm in das entsprechende Nierenarteriensegment, auch beidseitig falls erforderlich.
- Instillation von 50–100 ml Ringerlösung, die 500–1 000 I.E. Heparin enthält, Temperatur: 4 °C, in beide Nierenarterien; stufenlose Endarteriektomie der Plaques (oder Embolektomie bzw. Thrombektomie); Spülung.

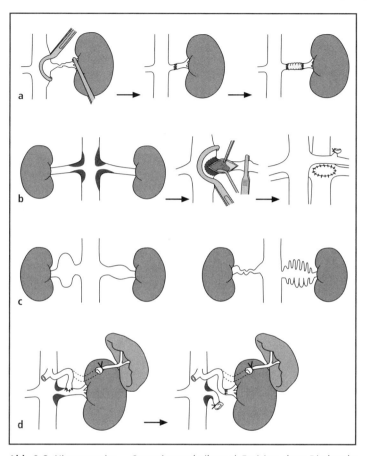

Abb. 8-2 Nierenarterien – Operationstechniken: a) Exzision, dann Direktnaht oder Bypass-Interponat; b) ostiale Stenosen; c) fibromuskuläre Dysplasie; d) Milzarterientransposition mit End-zu-Seit- oder End-zu-End-Anastomose

- Verschluss der queren Aortotomie mittels Venenpatch.
- Freigabe des Blutstromes; Antagonisierung des Heparins, medikamentöser Diureseanreiz.
- Verschluss Retroperitoneum.
- Bauchdeckenverschluss.

Anweisungen für die Station

- Vortag: abführende Maßnahmen; Untersuchungsbefunde zusammenstellen (EKG, Röntgen-Thorax, Gefäßbilder [z. B. Angio, CT, CT-A, MRT, MRA], Lufu); Vorhandensein von 2 Blutkonserven.
- OP-Tag: Rasur Mamillen bis Schamregion.
- Direkt post-OP: Intensivstation; Heparinperfusor (20 000 I. E./Tag i. v.); Labor (kleines Blutbild, Gerinnung, Elektrolyte, Kreatinin); Blutdruckkontrollen; Urinausscheidung ($\downarrow\downarrow$ wenn thrombotischer Frühverschluss → Reintervention); Flüssigkeits- und Elektrolytbilanzierung; Kontrolle des Abdomens (Spannung); trinken erlaubt.
- 1. postop. Tag: ggf. Verlegung; Labor (kleines Blutbild, Elektrolyte, Kreatinin, Gerinnung); Physiotherapie; Mobilisation; Atemgymnastik.

  > **Ein rascher Anstieg des Blutdrucks und das Auftreten einer Oligurie legen einen Frühverschluss nahe. Umgehende Klärung mittels Duplexsonografie oder Angiografie!**

- 2.–6. postop. Tag: Redons ex; Thromboseprophylaxe mit niedermolekularem Heparin; Vollmobilisation; Kostaufbau; Blasenkatheter ex; in der Regel ASS 300 mg/Tag.
- Ab 7. postop. Tag: Entlassung nach duplexsonografischer Kontrolle.

Nachsorge

Nachuntersuchungen ermöglichen die frühzeitige Erfassung von Funktionsstörungen und die rechtzeitige Reintervention zur Sicherung einer längerfristigen Offenheit. Blutdruckkontrollen, die Erfassung von Kreatinin und Harnstoff im Serum und die farbkodierte Duplexsonografie des Rekonstruktionsergebnisses sollten in regelmäßigen Abständen erfolgen. Bei einem begründeten Verdacht auf eine erneute Läsion oder beim Auftreten einer Erkrankung der kontralateralen Niere ist eine DSA in Interventionsbereitschaft angezeigt. Eine thrombozytenaggregationshemmende Therapie ist nach Klärung etwaiger Kontraindikationen möglich.

9 Aortoiliakale Verschluss-krankheit

Arterielle Verschlussprozesse der unteren Körperhälfte, die sich auf die Beindurchblutung auswirken, finden sich typischerweise im Bereich der femoropoplitealen Enge. In jedem 3. Fall zeigen sich Veränderungen im aortoiliakalen Gefäßabschnitt. Die Arteriosklerose ist die häufigste Ursache (> 90 %) dieser degenerativen Veränderungen.

Klinik

Die führende Symptomatik (80–90 %) sind belastungsabhängige Beinschmerzen (Claudicatio intermittens, Stadium II). Ruheschmerzen (Stadium III), Nekrosen oder nicht heilende Ulzerationen (Stadium IV) treten bei simultanen Verschlussprozessen der femoropoplitealen Gefäßetage auf. Periphere Mikroembolien aus arteriosklerotischen Plaques verursachen ein „Blue-toe"-Syndrom.

Dem Systemcharakter der Arteriosklerose entsprechend, findet sich oft eine Mitbeteiligung der Gegenseite. Temperaturdifferenz, Zyanose der betroffenen Peripherie und trophische Störungen (fehlender Haarwuchs, dünne trockene Haut) sind weitere Merkmale. Erektile Dysfunktion (ca. 40 % der Patienten) weisen auf eine Minderperfusion im Bereich der A. iliaca interna hin.

Diagnostik

Die Anamnese (Risikofaktoren, plötzlicher oder allmählicher Beginn), die Beschwerdeschilderung (Belastungsschmerz in Gesäß- und Oberschenkelmuskulatur), der Pulsstatus (fehlender oder abgeschwächter Leistenpuls) und die Gefäßauskultation (Strömungsgeräusche) sind richtungsweisend. Anfänglich kann es durchaus zu Fehlinterpretationen der Beschwerden als Ischialgie, Wirbelsäulensyndrom, Rheuma usw. kommen.

Die Diagnostik wird apparativ ergänzt mittels:

■ **Doppler-Index (ABI = „Ankle-brachial"-Index).**

■ **Duplexsonografie:** Diese nichtinvasive Methode erlaubt eine verlässliche Beurteilung der Lage und Ausdehnung bzw. Art des Strombahnhindernisses.

■ **Intraarterielle digitale Subtraktionsangiografie (DSA):** Standardverfahren zur bildgebenden Diagnostik für aortoiliakale Arterienveränderungen.

■ **Magnetresonanzangiografie (MRA) und Computertomografie (CT):** Als moderne, nichtinvasive Techniken kommt ihnen eine große Bedeutung zu. Bei fehlenden Kontraindikationen (Schrittmacher, eingeschränkt bei Niereninsuffizienz) ist primär die MRA einzusetzen (s. Abb. 9-1).

Ist eine extraanatomische, z.B. axillofemorale bzw. -bifemorale, Rekonstruktion zu erwarten, dann ist auch der Pulsstatus an den oberen Extremitäten zu dokumentieren und die bildgebende Diagnostik auf diesen Abschnitt zu erweitern.

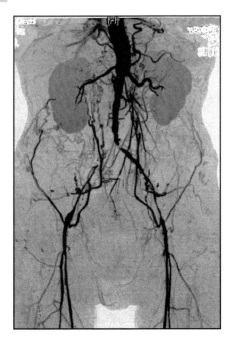

Abb. 9-1 Aortoiliakale
Verschlusskrankheit: MRA

Therapeutische Indikationsstellung

Vor der Wiederherstellung der Strombahn ist Folgendes zu berücksichtigen:
- Fontaine-Stadium
- bildgebende Befunde (infrarenaler Aortenverschluss, Verschlussprozess der Aortenbifurkation oder diffuse aortoiliakale Prozesse mit kritischer Ischämie)
- Allgemeinzustand des Patienten

Die Indikation im Stadium III und IV mit Ruheschmerz und Gewebeuntergang ist eindeutig. Selbst für kürzere Gehstrecken (< 200 m) gilt im Stadium II nur eine relative Indikation, d.h. ein konservatives Vorgehen. In Abhängigkeit vom Leidensdruck des Patienten ist jedoch bei einer geeigneten Verschlussmorphologie auch im Stadium II eine Therapie indiziert.

Mithilfe der bildgebenden Diagnostik lassen sich die lokale Operabilität und der zu erwartende Zustrom („inflow") abschätzen. Voraussetzung für einen guten Abstrom („outflow") ist eine noch durchgängige A. femoralis superficialis oder eine drainagefähige A. profunda femoris. Für Zweiteingriffe oder Maßnahmen bei Infektionen gelten besondere Regeln.

Therapie

Hilfestellung für die Entscheidung zum endovaskulären oder chirurgischen Vorgehen gibt die TASC-II-Klassifikation.

Angioplastie

Die transfemorale bzw. transinguinale Ballondilatation zeigt ihre Stärke in der Behandlung umschriebener, vorwiegend konzentrischer und wenig verkalkter Stenosen. Segmentverschlüsse < 5 cm lassen sich gut rekanalisieren, Verschlussstrecken > 10 cm sind in aller Regel interventionell nicht mehr angehbar. Das Konzept, durch Stentimplantation das Dilatationsergebnis zu sichern, soll der Tendenz zur Ausbildung einer Rezidivstenose entgegenwirken. Die Angioplastie der A. iliaca communis zeigt bessere Verlaufsergebnisse als Befunde an der A. iliaca externa. Als potentes Kollateralgefäß der Darmperfusion sollte die A. iliaca interna links bei Interventionen erhalten bleiben!

> Unter einem Hybridverfahren versteht man den Einsatz endovaskulärer Kathetertechniken in Kombination mit einem offen chirurgischen Rekonstruktionsverfahren.

Prozedur

- Durchmesser des Ballonkatheters nicht größer als der physiologische Gefäßdurchmesser; nach Lokalanästhesie Einbringung einer Schleuse in Seldinger-Technik. Vorbehandlung der isolierten perkutanen Angioplastie ohne Operation 24 Stunden vor dem Eingriff mit bis zu 2 × 300 mg ASS; Fortführung der Behandlung 6 Monate (100–300 mg ASS/Tag, alternativ 75 mg Clopidogrel/Tag).
- Während der Intervention systemische Gabe von 5 000 I. E. Heparin als Bolus.
- Ballonangioplastie unter definiertem Druck von 5 bis maximal 15 bar für ca. 3 × 30–60 Sekunden.
- Aufdehnung der Stenosestrecke von zentral nach peripher; wegen Tendenz zur Rezidivstenose Sicherung des erreichten Ergebnisses durch Einbringung eines Stents (insbesondere bei interventionsbedingten Dissektionen!).

Operation

Es lassen sich im Wesentlichen zwei Prinzipien unterscheiden:
- Thrombendarteriektomie (TEA)
  - offen
  - halbgeschlossen (Ringstripper)
- Bypass-Verfahren
  - aortobifemorale Y-Prothese (trans- bzw. retroperitoneal)
  - iliofemoraler Bypass
  - Triaden-Operation

– extraanatomische Bypässe
  – „Cross-over"-Bypass – femoro- bzw. iliofemoral
  – axillofemoraler Bypass – uni- bzw. bilateral
  – Obturator-Bypass durch das Foramen obturatum bei inguinalem Infekt (s. Abb. 9-2a−c)

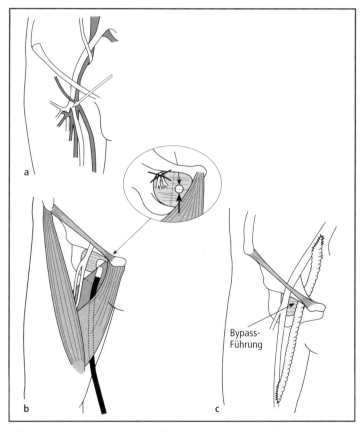

Abb. 9-2 Obturator-Bypass: a) Infekt; b) Bypass-Führung durch das Foramen obturatum (mit Ausschnittsvergrößerung); c) Lage des Bypass

Extraperitoneale oder extraanatomische Eingriffe können im Einzelfall auch in einer Regional- oder Lokalanästhesie durchgeführt werden. Bei aortalen Rekonstruktionen sollten 4 Blutkonserven vorgehalten werden.

> Eigenblutspende und intraoperative Autotransfusion in Betracht ziehen!

Für Patienten mit hohem Risikoprofil sind als Ausweichverfahren extraanatomische Rekonstruktionen in Erwägung zu ziehen. Nachteilig sind hierbei eine erhöhte lokale Komplikationsrate und eingeschränkte Langzeitoffenheitsraten.

Die „Sanierung von Gabel zu Gabel" ist das Prinzip der Thrombendarteriektomie, da in der Regel längerstreckige Verschlussprozesse vorliegen.

Halbgeschlossene Endarteriektomie (Ringdesobliteration)
(s. Abb. 9-3)

- Zu Beginn Freilegen der Leistengefäße, die angeschlungen werden.
- Im Bereich der Arteriotomie Suche nach einer geeigneten Desobliterationsschicht (erfahrungsgemäß eher nahe der Adventitia); scharfe Trennung des Verschlusszylinders mit der Schere und Auffädelung auf den Ringstripper.
- Rotierendes Vorschieben des Ringstrippers unter Sicht- und Palpationskontrolle nach zentral bis zur Iliakalgabel; in der Regel reißt der Verschlusszylinder glatt ab und kann in toto geborgen werden; alternativ zentrales Durchschneiden des Zylinders mit einem gefüllten Ringstripper nach Vollmar.
- Nach Bergen des Zylinders Einstromkontrolle und ausgiebige Heparinspülung.
- TEA im Bereich der Leiste erfolgt in bereits beschriebener Weise.

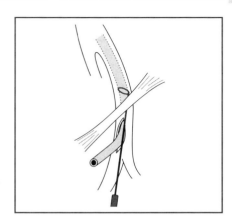

Abb. 9-3 Halbgeschlossene Endarteriektomie (Ringdesobliteration)

Aortobifemorale Y-Prothese

(s. Abb. 9-4a−c)

- Zu Beginn Freilegen der Leistengefäße, die angeschlungen werden.
- Medianlaparotomie; Eröffnen der Bauchhöhle und orientierende Revision; retroperitoneale Freilegung der infrarenalen Aorta unter schonendem Abdrängen der Flexura duodenojejunalis nach lateral; Darstellen der Aortenbifurkation.
- 5 000 I. E. Heparin i. v.
- Ausklemmen der infrarenalen Aorta und der Beckenschlagadern.
- Komplette Durchtrennung der Aorta infrarenal (nierenarteriennah) und vor der Bifurkation; blutdichte Übernähung des Bifurkationsstumpfes und Längseröffnung des ausgelösten Aortenrohres; dort ggf. Übernähung von Lumbalarterien mit 3/0-Faden, einfach armiert.
- Herstellen der zentralen End-zu-End-Anastomose mit monofilem, doppelt armiertem 3/0-Faden (der Hosenbund der Y-Pro-

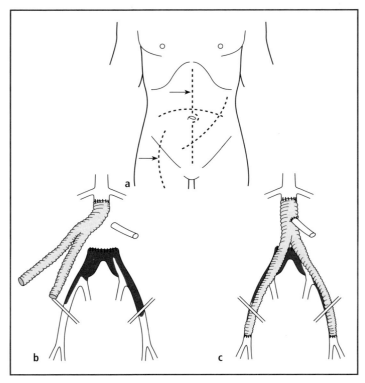

Abb. 9-4 Aortoiliakale Verschlusskrankheit: a) Zugangswege für Y-Prothese; b) und c) Schema aortobifemorale Y-Prothese

these sollte nicht länger als 2–3 cm gewählt werden); kurze Freigabe des Blutstromes in die ausgeklemmte Prothese zur Kontrolle der Anastomose; abschließende Heparinspülung.

- Mit beiden Zeigefingern retroperitoneal Tunnel erstellen, wobei der Weg entlang der Gefäßachse, hinter den Ureteren bleibend, zu suchen ist.

- Durchziehen der Prothesenschenkel in beide Leisten, dort End-zu-Seit-Anastomose im Bereich der A. femoralis communis oder als Erweiterungsplastik in die A. femoralis profunda oder superficialis hinein, 5/0-Faden.
- Vor Komplettierung der Anastomosen Einstrom- und Rück-stromkontrolle; Heparinspülung.
- Kontrolle auf Dichtigkeit der Anastomosen.
- Sichtkontrolle der Durchblutung des Sigmas; ggf. Reimplanta-tion der A. mesenterica inferior in die Prothese; Abdecken der Prothese mit der verbliebenen Aortenwand und Verschluss des Retroperitoneums, sodass Prothese und Duodenum nicht in Kontakt kommen.
- In der Leiste Drainagen; Wundverschluss.

> Eine zentrale End-zu-Seit-Anastomose zeigt schlechtere hämodynami-sche Eigenschaften, häufiger aneurysmatische Anastomosenaufweitun-gen und lässt sich schlechter mit Gewebe abdecken (Fistelgefahr)!

Unilateraler iliofemoraler Bypass
(s. Abb. 9-5a–c)

- Zu Beginn Freilegen der Leistengefäße, die angeschlungen wer-den.
- Schräge Unterbauchinzision vom Rippenbogen bis zur Sym-physe.
- Spalten des M. obliquus externus in Faserrichtung.
- Durchtrennen von M. obliquus internus und transversalis mit dem Elektromesser unter Schonung des Peritoneums.
- Stumpfes Abschieben und Abdrängen des Peritonealsackes nach medial und somit Freilegen der Aortenbifurkation und der gleichseitigen Beckenstrombahn.
- 5 000 I. E. Heparin i. v.; Ausklemmen der Gefäße proximal und distal der geplanten Anastomose; Längsarteriotomie.

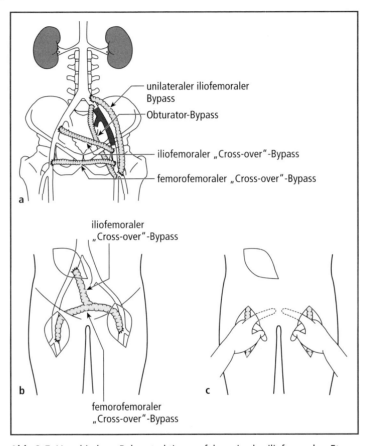

Abb. 9-5 Verschiedene Rekonstruktionsverfahren in der iliofemoralen Etage: a) und b) Lage der Bypässe; c) Herstellen des Subkutantunnels

- End-zu-Seit-Anastomose einer 8 mm Dacron®-Prothese mit 4/0- oder 5/0-Naht.
- Kontrolle auf Dichtigkeit der Anastomosen.

- Ausklemmen der Prothese an der Anastomose; Durchziehen zur Leiste und dort End-zu-Seit-Anastomose in die A. femoralis communis oder Anastomosieren im Sinne einer Profundaplastik.
- Vor Komplettierung der Anastomose Einstrom- und Rückstromkontrolle; Heparinspülung.
- Drainagen; Wundverschluss.

Als Sonderform ist bei Infekten in der Leiste die Umgehung mittels eines Bypasses durch das Foramen obturatum zu nennen (Obturator-Bypass)!

Femorofemoraler „Cross-over"-Bypass (iliofemoral)
(s. Abb. 9-5a–c)

- Freilegen der Leistengefäße beidseits, die angeschlungen werden.
- Suprasymphysäre, präfasziale, subkutane Tunnelierung von Leiste zu Leiste.
- Durchziehen einer 8 mm Dacron®-Prothese durch den Tunnel.
- 5 000 I.E. Heparin i.v.; Ausklemmen der Femoralarterien und schräge End-zu-Seit-Anastomose in der Femoralgabel und/oder als Profundaplastik mit monofilem 5/0-Faden.
- Einstrom- und Rückstromkontrolle; Heparinspülung.
- Freigeben der Anastomosen; auf Dichtigkeit testen.
- Drainagen; Wundverschluss.

Der Zustrom kann auch durch einen retroperitonealen Zugang (iliofemoraler „Cross-over"-Bypass) abgewandelt werden!

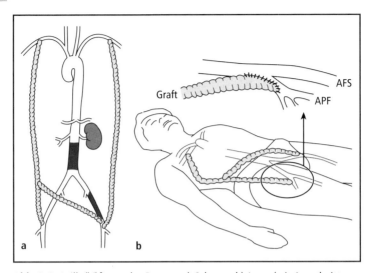

Abb. 9-6 Axillo(bi)femoraler Bypass: a) Schema; b) Lage (mit Ausschnittsvergrößerung)

Axillo(bi)femoraler Bypass
(s. Abb. 9-6a–b)

- Aufsuchen der Femoralarterien; zentral Aufsuchen der A. subclavia in der Mohrenheim'schen Grube (Leitschiene: V. cephalica).
- 8 mm ringverstärkte Dacron®-Prothese.
- Zentrale Anastomose mit monofilem 5/0-Faden, fortlaufend überwendlich.
- Hautinzision am Beckenkamm; stumpfe subkutane Tunnelierung von peripher nach zentral in der vorderen Axillarlinie; ggf. am Beckenkamm Abzweigung zur Gegenseite.
- Peripher schräge End-zu-Seit-Anastomose.
- Einstrom- und Rückstromkontrolle; Heparinspülung.
- Kontrolle der Anastomosen auf Dichtigkeit.
- Drainagen; Wundverschluss.

Triaden-Operation

- Wiederherstellen der iliakalen Einstrombahn.
- Profundaplastik.
- Lumbale Sympathektomie.

Qualitätskontrolle

- distale Pulspalpation
- intraoperative Angiografie

Anweisungen für die Station

- Vortag: abführende Maßnahmen; Untersuchungsbefunde zusammenstellen (EKG, Röntgen-Thorax, Gefäßbilder [z.B. Angio, CT, CT-A, MRT, MRA], Lufu); elektiver Eingriff: 4 Blutkonserven (Eigenblut vorhanden?).
- OP-Tag: Rasur Mamillen bis Mitte beider Oberschenkel.
- Direkt post-OP: Überwachungsstation bzw. Normalstation; kein Heparin; Labor (kleines Blutbild, Gerinnung); mehrfache Kontrolle der Wunden (Hämatom bzw. Nachblutung); Dekubitusprophylaxe; Blutdruckkontrollen; trinken erlaubt.
- 1. postop. Tag: Normalstation; Redons ex; Labor (kleines Blutbild, Gerinnung); niedermolekulare Heparinisierung, Thrombozytenaggregationshemmer (ASS 100 mg/Tag, Clopidogrel 75 mg/Tag) oder Antikoagulation; ABI ("Ankle-brachial"-Index); Pulsstatus; Vollmobilisation; essen erlaubt.
- Ab 8. postop. Tag: Entlassung (unter Berücksichtigung etwaiger Wunden).

Nachsorge

Ab dem OP-Folgetag empfiehlt sich nach TEA und Prothesen-Bypass, aber auch nach interventionellem Vorgehen zur allgemeinen Thromboseprophylaxe die Fortführung der präoperativ begonnenen niedermolekularen Heparinisierung. Zur Langzeitprophylaxe ist nach Endarteriektomie, Prothesenimplantation oder Ballondilatation ein Thrombozytenaggregationshemmer (100 mg ASS/Tag, alternativ 1×75 mg Clopidogrel/Tag) angezeigt. Erfolgt unter der Angioplastie eine Stentimplantation, ist eine Kombination aus ASS und Clopidogrel für die ersten 4–6 Wochen zu empfehlen.

Eine Antibiotikaprophylaxe ist nicht obligat, wird bei längeren Eingriffen, Prothesenimplantationen, Rezidivoperationen und Stadium IV jedoch empfohlen.

Ambulante Kontrollen sollen nach 3, 6 und 12 Monaten erfolgen, dann in jährlichen Abständen mit Pulsstatus, Doppler- und ggf. Duplexsonografie. Bei Progredienz von Stenosen wird zur Angiografie und nachfolgender Korrekturoperation geraten, bevor sich ein Totalverschluss einstellt.

10 Femoropopliteotibiale Verschlusskrankheit

Arterielle Verschlussprozesse der unteren Körperhälfte finden sich typischerweise im Bereich der femoropoplitealen Gefäßstrecke (A. femoralis superficialis und profunda femoris, A. poplitea). Bei freiem Zustrom über die Beckenarterien und offenem Abstrom über den Profundakreislauf bleiben Stenosen und Verschlüsse der Oberschenkelarterien (Femoralgabel, Adduktorenkanal) lange unentdeckt (Stadium I und II nach Fontaine). Die Arteriosklerose ist die häufigste Ursache (> 90 %) dieser degenerativen Veränderungen. Weitere Ätiologien sind das „entrapment" der A. poplitea, die zystische Adventitiadegeneration, ein Aneurysma der A. poplitea und die fibromuskuläre Dysplasie. In fortgeschrittenen Stadien (Stadium III und IV) finden sich zusätzlich Stenosen und Verschlüsse in den Unterschenkelgefäßen. Verschlussprozesse an der A. tibialis anterior kommen am häufigsten vor, gefolgt von A. tibialis posterior und A. fibularis. Neben Nikotinabusus findet sich bei 2/3 dieser Patienten ein Diabetes mellitus als Risikofaktor.

Klinik

Dem Systemcharakter der Arteriosklerose entsprechend, ist bei über 50 % der Patienten die Gegenseite beteiligt. Die folgenden Symptome können auftreten:

- Claudicatio intermittens (Stadium II, belastungsabhängiger Wadenschmerz)

- Ruheschmerzen (Stadium III)
- Nekrosen, Gangrän (Stadium IV)
- Kältegefühl
- Dysästhesien (Tastsinn, Lagesinn, Temperatursinn, Schmerz)
- trophische Störungen (fehlender Haarwuchs, dünne trockene Haut)

> Die diabetische Polyneuropathie schwächt bzw. verhindert das Auftreten von Warnsignalen (unbemerkte Fußverletzungen)!

Diagnostik

- Beschwerdeanamnese
- Pulsstatus
- Palpation (Aneurysma: Kniekehle, Leiste)
- Gefäßauskultation
- trophische Störungen (das einseitige Abblassen bei Hochlagerung kann richtungsweisend sein; Lagerungsprobe nach Ratschow)
- periphere Mikrozirkulation (kapilläre Füllung der Zehenkuppen)
- Risikofaktoren

Die Diagnostik wird apparativ ergänzt mittels:

■ **Doppler-Index (ABI = „Ankle-brachial"-Index bzw. TBQ = tibiobrachialer Quotient):** Quotient des Doppler-Druckes im Bereich der Knöchelarterien und des Blutdrucks am Arm (s. Abb. 10-1). Von den beiden gemessenen Knöchelwerten wird der höhere zur Indexbestimmung herangezogen. Im Normalfall oder bei hämodynamisch nicht relevanten Veränderungen liegt der Index zwi-

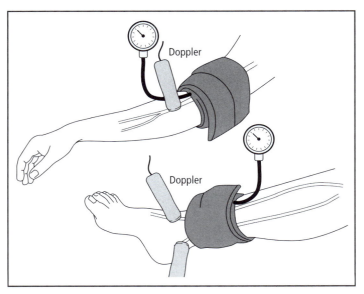

Abb. 10-1 ABI – „Ankle-brachial"-Index

schen 0,9 und 1,2. Je nach Schweregrad der Durchblutungsstörung sinkt er unter 0,8 ab (pathologisch). Werte < 0,5 sind Ausdruck einer bereits bestehenden klinischen Ischämie mit sehr hoher Nekrose- und Ulkusgefahr. Bei der diabetischen Angiopathie sind durch die Mediasklerose die Werte nach oben verfälscht (> 1,3). Eine kritische Gliedmaßenischämie ist bei absoluten Druckwerten unter 50 mmHg im Knöchelbereich oder beim Diabetiker unter 30 mmHg im Zehenbereich anzunehmen.

An Stenosen im supraaortalen Bereich denken!

■ **Gehstrecke (Laufbandergometrie):** Bei 3 km/h und 12 % Steigung.

■ **Duplexsonografie:** Verschlussprozesse sind von ihrer Lage und Ausdehnung her exakt darstellbar. Akutereignisse, wie thrombotische Verschlüsse oder Embolien, lassen sich gut erkennen.

■ **Intraarterielle digitale Subtraktionsangiografie:** Bei gezieltem Einsatz, insbesondere zur Abbildung peripherer Gefäßverschlüsse, liefert sie exakte Darstellungen. Anwendung meist in PTA-Bereitschaft.

■ **Computertomografie (CT) und Magnetresonanzangiografie (MRA):** Standardverfahren, nichtinvasive bildgebende Techniken, insbesondere als Übersichtsangiografie. Genaue Darstellung von Gefäßläsionen, Stenosen und Verschlüssen nicht nur bei Kontrastmittelunverträglichkeit bzw. Unmöglichkeit einer Röntgenstrahlenbelastung (z.B. Schwangerschaft) möglich. Einschränkungen: Herzschrittmacher, Defibrillatoren, Rückenmarksstimulatoren, Stents, Stentprothesen, Niereninsuffizienz (Kreatinin > 1,6 mg/dl).

■ **tcpO$_2$:** Die periphere Mikrozirkulation bzw. die Hautdurchblutung lässt sich mithilfe des transkutanen Sauerstoffpartialdruckes im Gewebe einschätzen.

Therapeutische Indikationsstellung

■ **Asymptomatisches Stadium I:** Wegen der guten Umgehungskreisläufe über Äste der A. profunda femoris ergibt sich keine Indikation.

■ **Stadium II:** Abhängig von beruflicher oder privater Exposition besteht eine Indikation zur interventionellen bzw. invasiven Rekonstruktion. Bei gut entwickelter A. profunda femoris lassen sich auch Verschlüsse der Oberschenkeletage durch konservative Maßnahmen (Gehtraining) gut kompensieren.

■ **Stadium III (Ruheschmerz) und Stadium IV (trophische Schädigungen)**: Absolute Indikation zur interventionellen bzw. operativen Therapie.

Mindestens eine bis zum Arcus plantaris offene Unterschenkelarterie begünstigt die Durchgängigkeit einer knieüberschreitenden, femorokruralen Bypass-Rekonstruktion. Langstreckige Angioplastien sind seltener erfolgversprechend. Bei rasant fortschreitenden Infektionen von Nekrosen, die durch therapeutische Maßnahmen nicht einzudämmen sind, kann zur Erhaltung des Lebens auch eine primäre Amputation erforderlich sein.

Therapie

Konservative Behandlung

Infusionstherapie mit Prostavasin®, intravenös (2×20-µg-Ampulle/Tag) oder intraarteriell ($1/2-1$ 20-µg-Ampulle/Tag) unter ärztlicher Überwachung. Infolge der resultierenden generellen Vasodilatation ist mit einem Anstieg des Herz-Zeit-Volumens zu rechnen, was zur Verstärkung einer latenten Herzinsuffizienz führen kann.

> Es besteht die Gefahr eines Lungenödems!

Interventionelle Techniken

Perkutane transluminale Angioplastie (PTA)

Dieses Verfahren wird primär bei Oberschenkelverschlüssen (< 10 cm) und hämodynamisch relevanten Stenosen eingesetzt. Stentimplantationen führen darüber hinaus zu besseren Resultaten und sind nicht mehr rein auf eine Rezidivstenose, eine Dissektion oder ein „recoiling" begrenzt. Die adjuvante lokale Lyse mit nachfolgender Dilatation bietet sich beim thrombotischen Verschluss einer stenosierenden Veränderung an. Mittels PTA können Verschlussprozesse von Unterschenkelarterien erfolgreich dilatiert werden.

Die Behandlung von Läsionen der poplitealen Gefäßstrecke ist im Wesentlichen gefäßchirurgisch. Bei kurzstreckigen Prozessen ist ein interventioneller Behandlungsversuch durch Dilatation gerechtfertigt. Die Stentimplantation im Bewegungssegment (PII-Segment) ist hierbei sehr kritisch zu betrachten. Interventionelle Techniken sind bei der Adventitiadegeneration, dem „Entrapment"-Syndrom und einem Aneurysma der A. poplitea abzulehnen.

Operative Techniken

Die Wahl des adäquaten Operationsverfahrens wird wesentlich beeinflusst durch

- die anatomische Lokalisation des befallenen Segments (A. femoralis superficialis, supragenuale A. poplitea bis Truncus tibiofibularis),
- die Länge des Verschlusses,
- das Beschwerdebild und
- das Alter des Patienten.

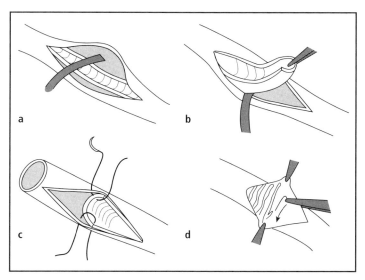

Abb. 10-2 Thrombendarteriektomie: a) Desobliterieren des Stenosezylinders; b) Präparation; c) ggf. Stufennaht; d) Lefzen quer zur Längsrichtung entfernen

Thrombendarteriektomie (TEA)

Dieses Verfahren eignet sich für segmentale Gefäßverschlüsse (s. Abb. 10-2a–d). Es ist von entscheidender Bedeutung für die Prognose, wie lang der stenosierende Prozess ist und ob er sich gut ausschälen lässt.

Prozedur

- Darstellen des erkrankten Gefäßabschnittes.
- Systemische Gabe von 5 000 I. E. Heparin und Ausklemmen der Gefäße.
- Längsarteriotomie; Desobliteration des Verschlusszylinders.
  | **Lefzen immer quer zur Längsrichtung abziehen (ggf. Stufennaht).**
- Direktnaht oder Patchverschluss.

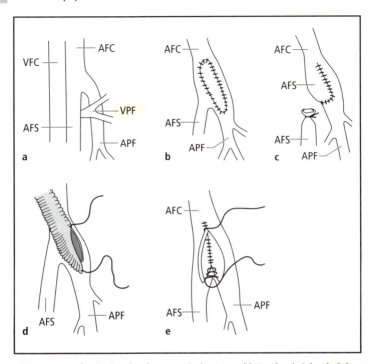

Abb. 10-3 Profundaplastik: a) anatomische Lage; b) Patch; c) Schnabelplastik; d) Dacron®-Graft; e) Erweiterung der Femoralgabel mit/ohne Patch

Profundaplastik

Bei Einengung der A. profunda femoris (APF) oder bei einem kurzstreckigen abgangsnahen Verschluss kann eine Profundaplastik angestrebt werden (günstige Langzeitergebnisse), falls eine gute Kollateralisierung über den Profundakreislauf zum ersten Popliteasegment gegeben ist (s. Abb. 10-3a–e).

Prozedur

- Lateralkonvexer Leistenschnitt unter Schonung der Lymphknoten.
- Präparation der Femoralgabel unter Schonung der Seitenäste (Kollateralkreisläufe).
- Es muss stets bis zu einem durchgängigen Gefäßsegment präpariert und rekonstruiert werden.
- Systemische Gabe von 5 000 I.E. Heparin und Ausklemmen.
- Längsinzision von der AFC in die APF hinein; Desobliteration der stenosierenden Plaques, ggf. Stufennaht; Einstrom- und Rückstromkontrolle; Heparin-Kochsalz-Spülung.
- Erweiterung der APF erfolgt im Sinne einer Patchplastik (durch körpereigene Vene, durch Kunststoff oder durch Teile einer endarteriektomierten AFS).
- Bei notwendiger tiefer Darstellung der APF: Aufsuchen des Gefäßes hinter dem M. sartorius, dorsal der AFS, in der Tiefe zwischen den Muskelpaketen.

Bypass-Verfahren

Femoropoplitealer Bypass (PI)

Bei langstreckigen Verschlüssen der A. femoralis superficialis ist diese Technik Therapie der Wahl (s. Abb. 10-4a–d). Da am Oberschenkel im Bereich der A. femoralis superficialis ähnlich gute Resultate für autogenes und alloplastisches Material erzielt werden, wird üblicherweise bei supragenualer Bypass-Führung primär alloplastisches Material verwendet.

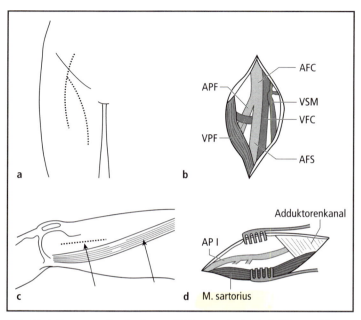

Abb. 10-4 Femoropoplitealer Bypass (PI-Segment): a) Schnittführung; b) Operationssitus; c) Zugang; d) Operationssitus mit Adduktorenkanal

Prozedur

- Darstellen der Leistengefäße (Femoralgabel).
- Aufsuchen der A. poplitea im ersten Segment: medialseitig vom Epicondylus medialis am Vorderrand des M. sartorius, distal des Adduktorenkanals.
- Gabe von 5 000 I.E. Heparin i.v.; Ausklemmen; Längsinzision; Rückstromtest und Spülung; distale End-zu-Seit-Anastomose mit 6 mm Graft; monofiler 6/0-Faden.
- Subfasziales Durchziehen des Grafts bis zur Leiste.
- Abmessen der Graftlänge bei gestrecktem Bein.

- Ausklemmen; Längsinzision; Einstromtest; Spülung und End-zu-Seit-Anastomose mit monofilem 5/0-Faden; vor Komplettierung der Naht Auffüllen des Bypasses mit Heparinlösung.

Kniegelenksüberschreitende Rekonstruktionen (PIII/krural/pedal)

Wenn möglich, ist ein autogenes Saphenatransplantat zu bevorzugen. Technisch werden drei Varianten unterschieden (s. Abb. 10-5a–f):
- Reversed-Venen-Bypass
- Non-reversed-Venen-Bypass
- In-situ-Venen-Bypass

Das gebräuchlichste Verfahren zur femoropoplitealen (PIII/krural) Rekonstruktion ist der Reversed-Venen-Bypass. Der In-situ-Bypass eignet sich vor allem für einen peripheren Anschluss an die A. tibialis posterior und die A. fibularis. Bei fehlender autogener V. saphena magna müssen bei drohender Amputation auch Fremdmaterialien (PTFE) zur Extremitätenerhaltung zum Einsatz kommen. Die Indikation hierfür ist streng zu stellen, da die Langzeitergebnisse deutlich schlechter sind als für den Venen-Bypass (30–40 % versus 60–80 % Durchgängigkeitsrate nach 5 Jahren). Bei Patienten mit hohem Allgemeinrisiko oder Lebensalter können in Ausnahmefällen auch primär Fremdmaterialien zum Einsatz kommen (kürzere Operationszeiten).

Prozedur

- Darstellen der Leistengefäße und des distalen Anschlusssegmentes (PIII, Truncus tibiofibularis, Kruralarterien); Freilegen der V. saphena magna über ihrem Verlauf; im Bereich des Kniegelenks eine Hautbrücke belassen; durch Unterminierung der Hautbrücke sind die dort einstrahlenden Äste normalerweise gut darstellbar.

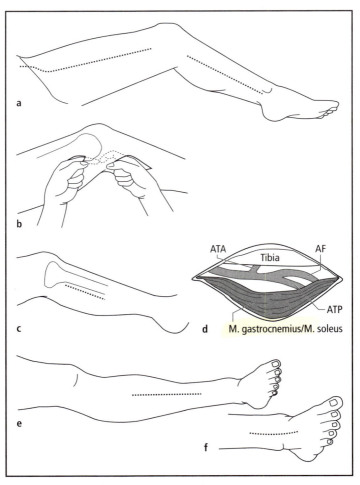

Abb. 10-5 Kniegelenksüberschreitende Rekonstruktion: a) Schnittführung zur Venenentnahme und gleichzeitig als Zugang zur Arterie; b) digitale Tunnelierung der Fossa poplitea zur orthotopen Bypass-Führung; c) Zugang zum PIII-Segment, Truncus tibiofibularis und den Kruralarterien; d) Operationssitus; e) Zugang zur A. tibialis anterior; f) Zugang zur A. dorsalis pedis

- Entnahme der Vene; über eine Knopfkanüle vorsichtiges Aufdehnen mit Heparinlösung; Ligatur oder Übernähung von Ästen (7/0-Naht).
- Zur orthotopen Bypass-Führung: digitale, paravasale Tunnelierung der Kniekehle.
- Systemische Gabe von 5 000 I. E. Heparin.
- Längsinzision des distalen Anschlussgefäßes; Rückstromtest; Spülung.
- End-zu-Seit-Anastomose mit dem proximalen Stumpf der frei gewonnenen V. saphena magna.
- Nach Fertigstellung der distalen Anastomose: Einspritzen von Heparinlösung durch das Transplantat in die Peripherie.
- Orthotopes Durchziehen des Transplantates durch die Kniekehle und am Oberschenkel subfaszial zur Leiste.
- End-zu-Seit-Anastomose in der Leiste; Abmessen der Transplantatlänge bei gestrecktem Bein.

> Es ist besonders darauf zu achten, dass die Vene nicht verdreht! Darüber hinaus darf es nicht zu übermäßigem Zug, aber auch nicht zum Abknicken des Transplantates kommen!

Besonderheiten beim In-situ-Bypass
(s. Abb. 10-6a−e)
- Bei diesem Verfahren wird die V. saphena magna nicht frei gewonnen. Daher werden alle Seitenäste vor Ort ligiert. Die Vene wird jenseits der distalen und proximalen Absetzungsstelle ligiert (Crossektomie und Übernähung der tiefen Vene).
- Zunächst proximale Anastomose End-zu-Seit (5/0- bis 6/0-Naht), dann Freigabe des Bluteinstroms bis zur nächsten kompetenten Venenklappe.
- Retrogrades Einführen eines Valvulotoms über das distale Venenostium. Mehrfache Durchgänge auch unter Rotieren des Valvulotoms sind erforderlich, bis ein pulsatiler Ausstrom erzielt wird.

- Durchführen der distalen End-zu-Seit-Anastomose (PIII/krural/pedal) und Kontrolle des peripheren Ausstromes.

> Einen Eindruck über den Abstromwiderstand erhält man, wenn über die distale Anastomosenregion Heparinlösung nach peripher eingespritzt wird. Dies sollte stets ohne größere Anstrengung möglich sein!

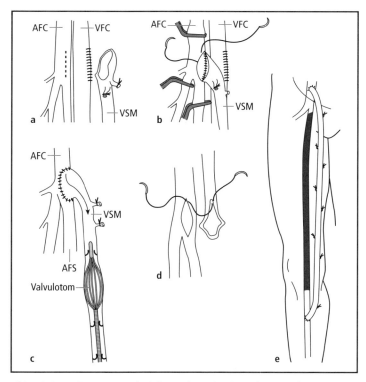

Abb. 10-6 In-situ-Bypass: a) Ligieren der Seitenäste der V. saphena magna; b) End-zu-Seit-Anastomose; c) Einführen eines Valvulotoms; d) Nahttechnik; e) Übersicht

Lateraler Tibialis-anterior-Bypass

Durch extraanatomische Führung, sofern sich die A. tibialis anterior für einen Anschluss eignet, kann die Operationstechnik vereinfacht und der Zeitaufwand verringert werden.

Prozedur

- Längsinzision über der Loge der A. tibialis anterior; zwischen den Muskeln lassen sich die A. tibialis anterior und ihre Begleitvenen sowie der N. peronaeus profundus darstellen; eine anastomosierfähige Gefäßstrecke ist freizulegen.
- Die Anastomosierung erfolgt End-zu-Seit.
- Die Bypass-Führung eines ring- oder spiralverstärkten 6 mm Grafts (PTFE) erfolgt lateral am Kniegelenk entlang; dieser soll etwas ventral des Epicondylus femoris lateralis zu liegen kommen.

Composite-Verfahren

Bei nicht ausreichender Länge der autogenen Vene stehen zur Überbrückung langstreckiger femorokruraler Verschlüsse Kombinationsverfahren zur Verfügung, um wenigstens das mechanisch beanspruchte Kniekehlensegment mittels autogener Vene überbrücken zu können.

Anastomosentechniken

Zur Verbesserung der distalen Ausstromcompliance bei Verwendung von Prothesen werden Anastomosetechniken beschrieben, deren bekannteste der Linton-Patch ist (andere: Taylor-Patch, Miller-Cuff). Mittlerweile werden Prothesen mit einem speziellen „cuff" angeboten (s. Abb. 10-7a–d).

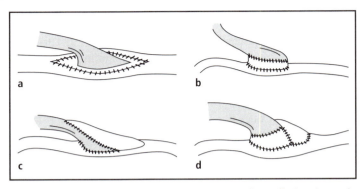

Abb. 10-7 Venencuffs/-patches: a) Linton-Patch; b) Miller-Cuff; c) Taylor-Patch; d) St. Mary's Boot

Sympathektomie bzw. Sympathikolyse

Bei zusätzlich bestehenden peripheren Arterienverschlüssen, eingeschränkter Ausstrombahn und einer Profundaplastik kann die Sympathektomie die periphere Zirkulation erheblich verbessern und erfolgt heute interventionell als CT-gesteuerte Sympathikusblockade. Die operative lumbale Sympathektomie ist nur bei gleichzeitiger Freilegung von Arterien im Beckenbereich angezeigt.

Intraoperative Kontrollen

■ **Angiografie:** Zur Dokumentation des Rekonstruktionsergebnisses und zur Klärung der Abstromsituation, wenn diese aufgrund des präoperativen Angiogramms nicht eindeutig ist.

Anweisungen für die Station

- OP-Tag: Rasur betroffenes Bein, Schamregion und Bauch bis über Bauchnabel; Untersuchungsbefunde zusammenstellen (EKG, Röntgen-Thorax, Gefäßbilder [z. B. Angio, CT, CT-A, MRT, MRA], Lufu).
- Direkt post-OP: Überwachungsstation bzw. Normalstation; Heparinperfusor (20 000 I. E./Tag i. v.); Labor (kleines Blutbild, Gerinnung); mehrfache Kontrolle der Wunde (Hämatom, Nachblutung); Dekubitusprophylaxe; Blutdruckkontrollen; essen und trinken erlaubt.
- 1. postop. Tag: Redons ex; Labor (kleines Blutbild, Gerinnung); niedermolekulare Heparinisierung; mit Thrombozytenaggregationshemmern (ASS 100 mg/Tag, Clopidogrel 75 mg/Tag) oder Antikoagulation beginnen; ABI; Pulsstatus; Vollmobilisation.
- Ab 7. postop. Tag: Entlassung (unter Berücksichtigung etwaiger Wunden).

Nachsorge

Bis zur Entlassung aus der stationären Behandlung ist eine niedermolekulare Heparinisierung angezeigt, simultan Beginn einer Langzeithemmung der Thrombozytenaggregation mit ASS (100 mg/Tag) oder Clopidogrel (75 mg/Tag). Patienten mit kniegelenksüberschreitenden Rekonstruktionen sind bei fehlenden Kontraindikationen dauerhaft auf Vitamin-K-Antagonisten einzustellen. Kontrolluntersuchungen sind nach 3, 6 und 12 Monaten, danach jährlich, anzuraten (Pulsstatus, ABI, Komplikationen [Wundheilungsstörung, postrekonstruktives Ödem, Lymphfistel]). Neben der Beurteilung des Rekonstruktionsergebnisses geht es auch um den Spontanverlauf der Gegenseite. Duplexsonografisch lassen sich

Stenosen im Anastomosenbereich oder im Bypass-Verlauf rechtzeitig erkennen und ggf. korrigieren. Insbesondere in den ersten 6 Monaten nach einer Angioplastie kann es durch eine überschießende Intimareaktion zu Restenosierungen kommen. Unklare Situationen erfordern erneut eine bildgebende Diagnostik.

11 Periphere Aneurysmen/ Aneurysmen der Iliakalgefäße/ Aneurysmen der Viszeral- arterien

Aneurysmen der Extremitätenarterien (periphere Aneurysmen) sind im Bereich der Armarterien überwiegend Folge eines Kompressionssyndroms der oberen Thoraxapertur (TOS). Aneurysmen der Beinarterien sind fast ausschließlich (> 80 %) im Bereich der A. poplitea lokalisiert. Bei jedem zweiten Patienten findet sich auch ein Popliteaaneurysma der Gegenseite und in bis zu 50 % der Fälle auch ein aortoiliakales Aneurysma. Aneurysmen der Beckenarterien (A. iliaca communis und interna, selten externa) treten oft zusammen mit infrarenalen Bauchaortenaneurysmen auf (bis zu 50 %). Selten machen sie als Emboliequelle auf sich aufmerksam. Eine Erweiterung dieser Gefäße auf das Doppelte ihres Durchmessers oder um mehr als 2 cm versteht man als Aneurysma.

Viszeralarterienaneurysmen sind meist Zufallsbefunde (s. Abb. 11-1). Sie machen gerade 0,1−0,2 % aller Aneurysmen aus, ihre Inzidenz steigt aber mit zunehmendem Alter auf 15−18 %. Die A. lienalis ist mit ca. 60 % die häufigste Lokalisation, gefolgt von Aneurysmen der A. hepatica (20 %). In 10 % der Fälle sind entweder die A. mesenterica superior oder inferior betroffen. Milzarterienaneurysmen finden sich wesentlich häufiger bei Frauen und zeigen eine Abhängigkeit von der Anzahl der Schwangerschaften.

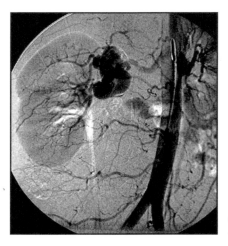

Abb. 11-1 Aneurysma der
A. renalis: Angiografie

Klinik

Periphere Aneurysmen treten klinisch als Akutereignis (thrombotischer Verschluss) oder als Emboliequelle in Erscheinung. Durch unbemerkte Embolien kann es bereits zu einer weitgehenden Verlegung peripherer Gefäßabschnitte gekommen sein. Dies erklärt auch die hohen Amputationsraten von bis zu 40 % im Falle eines akuten thrombotischen Verschlusses von Popliteaaneurysmen. Das Thrombosierungsrisiko steigt ab einem Aneurysmadurchmesser von 2–3 cm deutlich an.

Das durch Iliakalarterienaneurysmen verursachte Beschwerdebild ist uneinheitlich. Oft führen Verdrängungserscheinungen benachbarter Strukturen eher zur Symptomatik (Blase, Ureter mit Aufstau).

Viszeralarterienaneurysmen treten klinisch kaum in Erscheinung. Kommt es zur Ruptur mit akutem Abdomen, versterben mehr als 2/3 der Patienten.

Diagnostik

■ **Farbkodierte Duplexsonografie**: Der duplexsonografische Nachweis von Viszeral- oder Beckenarterienaneurysmen ist erfahrungsabhängig. Die farbkodierte Duplexsonografie ermöglicht bei Popliteaaneurysmen im akuten Stadium, aber auch als Verlaufskontrolle eine Differenzierung zwischen alten wandständigen und frischen, das Restlumen ausfüllenden Thromben (Differenzialdiagnose: zystische Adventitiadegeneration, Baker-Zyste).

■ **Computertomografie (CT) und Magnetresonanztomografie (MRT)**: Als Angio-CT oder Angio-MRT erlauben sie die parallele Darstellung angiologischer und morphologischer Aspekte (Abgrenzung zur Nachbarschaft im Abdomen oder Becken oder z.B. beim „Entrapment"-Syndrom der A. poplitea).

■ **Angiografie**: Ihr Wert liegt in der Beurteilung der Ein- und Ausstrombahn. Intraoperativ kann nach Revaskularisation, z.B. eines Popliteaaneurysmas, der periphere Abstrom dokumentiert werden.

Therapeutische Indikationsstellung

Eine Verdoppelung des normalen Gefäßdurchmessers gilt als aneurysmatische Erweiterung des Gefäßabschnittes. Steigt das Risiko einer Ruptur bei Viszeralarterienaneurysmen ab einem Querdurchmesser > 2 cm deutlich an, wird dies im Bereich der Beckenarterien (> 3 cm) und der Femoralarterien (> 2,5 cm) anders gesehen. Popliteaaneurysmen sind weniger rupturgefährdet. Ihr Risiko liegt in einer Embolisierung der kruralen Ausstrombahn oder einem akuten thrombotischen Verschluss (Querdurchmesser > 2–3 cm).

Die Indikation zur Therapie ergibt sich also aus der Symptomatik, dem Querdurchmesser und der Morphologie. Mykotische oder entzündliche Aneurysmen, z.B. bei Pancreatitis, sind eher rupturgefährdet. Eine frühzeitige, präventive Aneurysmaausschaltung ist daher angeraten, um Akutsituationen zu vermeiden (hohe Letalität bei Ruptur eines Viszeralarterienaneurysmas; hohe Amputationsrate bei thrombosiertem Popliteaaneurysma).

Trotz geringem Rupturrisiko ist die Behandlung eines Milzarterienaneurysmas dann indiziert, wenn das Aneurysma

- größer als 2 cm ist,
- während der Schwangerschaft festgestellt wird oder
- Schwangerschaften geplant sind.

Therapie

Die Ausschaltung des Aneurysmas mit Wiederherstellung der Gefäßkontinuität ist das Ziel endovaskulärer oder operativer Maßnahmen. Endovaskulär kommen bei geeigneter Lokalisation und Gefäßstrecke „gecoverte" Stents oder Stentgraftprothesen zum Einsatz.

Bei gelenküberschreitenden Rekonstruktionen ist autogene Vene das Bypass-Material der ersten Wahl.

Popliteaaneurysma

Im Stadium des akuten thrombotischen Verschlusses bei drohendem Extremitätenverlust sollte eine notfallmäßige operative Rekonstruktion erfolgen, eventuell kombiniert mit einer intraoperativen und postoperativen intraarteriellen Lyse der Ausstrombahn (s. Abb. 11-2a–c).

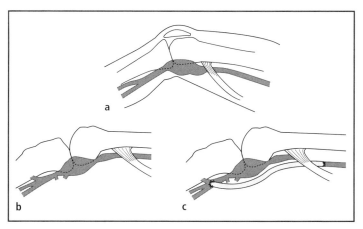

Abb. 11-2 Popliteaaneurysma: a) anatomische Lage; b) Adduktorenkanal; c) Venen-Bypass (proximale Anastomose kranial des Adduktorenkanals End-zu-End)

Prozedur

- Freilegen der proximalen und distalen Anastomosenregion.
- Entnahme der V. saphena magna vom Oberschenkel (Kaliber).
- Systemische Gabe von 5 000 I. E. Heparin.
- Ausschaltungsligaturen.
- Venen-Bypass (zentrale Anastomose End-zu-End, distale Anastomose End-zu-Seit).
- Drainagen, Wundverschluss.

Isolierte Aneurysmen der A. iliaca communis

Hier wählt man einen retroperitonealen Zugang und führt die Aneurysmaausschaltung mittels Kunststofftransplantat durch.

Sehr große Aneurysmen der A. iliaca interna

Diese Aneurysmen entziehen sich gelegentlich einer Rekonstruktionsmöglichkeit, dann erfolgt eine Resektion und Umstechung.

Beckenstrombahn beider Seiten betroffen

Es erfolgt ein transperitonealer Zugang mit Rekonstruktion beider Seiten. Bei der A. iliaca interna sollte zumindest eine Seite rekonstruiert werden (Kollateralkreisläufe, Darmdurchblutung). Eine präoperative Schienung der Ureteren zur Vermeidung von Komplikationen ist sinnvoll.

Milzarterienaneurysma

Der Zugang erfolgt in der Regel über eine mediane Laparotomie oder einen Oberbauchquerschnitt.

Aneurysmen des Truncus coeliacus und der proximalen A. mesenterica superior

Durchführung einer linksseitigen thorakoabdominalen Inzision mit retroperitonealer Lösung und Rechtsverlagerung der linksseitigen Oberbauchorgane.

> Nach Ausschaltung von Viszeralarterienaneurysmen kann es zu Organischämien kommen. Daher ist die Indikation zur „Second-look"-Operation eher großzügig zu stellen!

Anweisungen für die Station

- Vortag: abführende Maßnahmen; Untersuchungsbefunde zusammenstellen (EKG, Röntgen-Thorax, Gefäßbilder [z. B. Angio, CT, CT-A, MRT, MRA], Lufu); elektiver Eingriff: 2 Blutkonserven.
- OP-Tag: Rasur Mamillen bis Leisten einschließlich Schamregion, oder Rasur des zu operierenden Beins (Popliteaaneurysma).
- Direkt post-OP: Intensivstation; kein Heparin; Labor (kleines Blutbild, Gerinnung, Leber-, Pankreas- bzw. Nierenwerte, Serum-Laktat); Urinproduktion; mehrfache Kontrolle der Wunden (Hämatom, Nachblutung), des Abdomens (weich, gespannt); Dekubitusprophylaxe; Blutdruckkontrollen.
- 1. postop. Tag: ggf. Verlegung; Redons ex; Labor (kleines Blutbild, Gerinnung, Nierenwerte); niedermolekulare Heparinisierung; Physiotherapie, Mobilisation, Atemgymnastik; trinken erlaubt.
- 2.–9. postop. Tag: Kostaufbau; weitere Mobilisation; Blasenkatheter ex; Thrombozytenaggregationshemmung nach Rekonstruktion der Becken- bzw. Beingefäße (ASS 100 mg/Tag oder Clopidogrel 75 mg/Tag).
- Ab 10.–14. postop. Tag: Nahtmaterial ex; Entlassung (unter Berücksichtigung etwaiger Wunden) z. B. in die Rehabilitation.

Nachsorge

Regelmäßige duplexsonografische Kontrolluntersuchungen sind nach 3, 6 und 12 Monaten und dann jährlich angezeigt. Da es sich beim Ausschalten eines Popliteaaneurysmas um einen extremitätenerhaltenden Eingriff handelt und vorherige Embolisationen häufig den peripheren Abstrom kompromittiert haben, sind diese Patienten dauerhaft und engmaschig zu kontrollieren!

12 Akuter peripherer Arterienverschluss

Der akute periphere Arterienverschluss ist ein klinischer Notfall. Zeitverzögerungen sind zu vermeiden, um dem drohenden Extremitätenverlust zuvorzukommen. Der akute Gefäßverschluss geht in 2/3 der Fälle auf ein thromboembolisches Ereignis zurück. In den meisten Fällen sind Embolien aus dem linken Herzen verantwortlich, seltener sind es lokale arterielle Thrombosen. Kann eine kardiale Ursache ausgeschlossen werden, ist nach arteriosklerotischen Veränderungen, selten auch nach einem Aneurysma zu suchen. Auch nach interventionellen Maßnahmen kann es lokal durch Dissektion oder durch periphere Embolien zu akuten Arterienverschlüssen kommen.

Klinik

Die Lokalisation und Länge des Gefäßverschlusses sowie das Vorhandensein eines Umgehungskreislaufes bestimmen über das Ausmaß der peripheren Ischämie (komplett bzw. inkomplett). Sind Motorik und Sensibilität aufgehoben, dann liegt eine komplette Ischämie vor. Zur Charakterisierung des Ischämiesyndroms sind die „6 Ps" von Pratt (1954)[1] zu nennen:

1   Pratt GH. Cardiovascular surgery. London: Kimpton 1954.

- „pain" = Schmerz
- „pulselessness" = Pulsverlust
- „pallor" = Blässe
- „paresthesia" = Sensibilitätsstörung
- „paralysis" = Bewegungsunfähigkeit
- „prostration" = Schock

Oft ist es schwierig, zwischen einer Embolie oder einer arteriellen Thrombose zu differenzieren. Die Zeitdauer zwischen dem Ereignis und der Symptomatik wird bei der Embolie von den Patienten jedoch sehr eindringlich als plötzliches, blitzartiges Ereignis beschrieben. Durch spontane Kompensationsmechanismen kann sich die Symptomatik im Verlauf auch wieder verflüchtigen. Kritisch ist die Situation bei deutlichen motorischen und neurologischen Ausfällen, fehlender Rekapillarisierung und fehlendem Fluss im Doppler. Im Bereich der oberen Extremitäten ist bei gleichzeitigem Thorax- und Rückenschmerz an eine Aortendissektion zu denken.

Diagnostik

Sprechen alle Kriterien für einen rein embolischen Gefäßverschluss (keine Claudicatio intermittens in der Vorgeschichte, gegenseitige Extremitätenpulse vorhanden, eindeutige Emboliequelle, Embolieanamnese, Arrhythmie), kann auf eine weitergehende Diagnostik verzichtet und der Patient unmittelbar einer operativen Therapie zugeführt werden. Ist jedoch ein sicherer klinischer Ausschluss einer arteriellen Thrombose nicht möglich, wird eine apparative Voruntersuchung erforderlich. Eine solche ist auch bei peripheren embolischen Verschlüssen ratsam, da sich u. U. Alternativen zur chirurgischen Embolektomie ergeben können.

■ **Farbkodierte Duplexsonografie:** Sie ermöglicht eine gute Darstellung des auf der Gefäßgabel reitenden Thrombus (Ellenbeuge, Femoralgabel).

■ **Angiografie:** Sie bietet die ideale Möglichkeit, den kompletten Gefäßstatus und gleichzeitig die assoziierte Grundkrankheit darzustellen. Ausgeprägte Kollateralen sprechen für ein chronisches Geschehen.

■ **Laborchemie:** Hier kommen in Betracht: kleines Blutbild, Elektrolyte, Quick, PTT, Thrombozyten, Kreatinin, Myoglobin, Kreatinkinase (die beiden letztgenannten können Ausdruck der Ischämiedauer sein und ggf. als Verlaufsparameter verwendet werden).

■ **Computertomografie (CT) und Magnetresonanztomografie (MRT):** Diese Verfahren kommen als Ergänzungen (Nachweis von Dissektionen, Aneurysmen) in Betracht.

Therapeutische Indikationsstellung

Die Entscheidung zur sofortigen operativen Wiederherstellung der Strombahn muss bei der Mehrzahl der Patienten getroffen werden, sie richtet sich jedoch nach dem Ausmaß der Beeinträchtigung von Motorik und Sensibilität. Ein Lyseversuch ist bei einem Bypass-Verschluss ohne neurologische Ausfälle angezeigt. Ist die Extremität bereits avital, erfolgt eine primäre Majoramputation. Andererseits kann unter Heparingabe eine Demarkierung abgewartet werden, um dann eine frühzeitige Amputation anzustreben.

Therapie

Die Methode der Wahl ist die chirurgische Embolektomie, die auch in Lokalanästhesie durchführbar ist. Chirurgische Rekonstruktionsverfahren (Thrombendarteriektomie oder Bypass) sind ggf. mit einer intraoperativen Lysetherapie zu kombinieren. Sind Motorik und Sensibilität weniger beeinträchtigt, kann sich an eine diagnostische Angiografie eine Katheterlyse anschließen. Auch weitere interventionelle Maßnahmen (Angioplastie, Stent) sind dann unter Berücksichtigung der Ischämietoleranz der Extremität (Haut 12 h, Muskulatur 6−8 h, Nervengewebe 2−4 h) angezeigt.

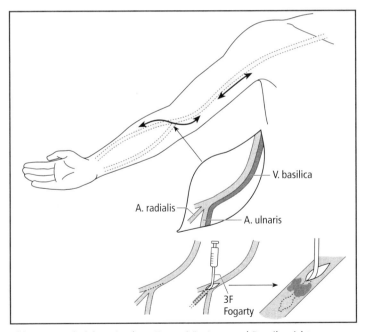

Abb. 12-1 Embolektomie obere Extremität: Lage und Detailansicht

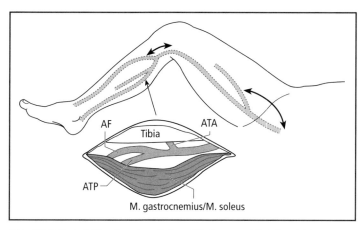

Abb. 12-2 Embolektomie untere Extremität: Lage und Detailansicht

In jedem Fall sind die Patienten schon bei Aufnahme umgehend systemisch zu heparinisieren, die Extremität ist zu polstern und tief zu lagern. Zusätzlich ist für eine Analgesie zu sorgen.

> Es dürfen keine i.m.-Injektionen durchgeführt werden.

Embolektomie

- Freilegen und Darstellen des entsprechenden Gefäßsitus (A. brachialis und ihre Aufgabelung [s. Abb. 12-1]; Femoralarteriengabel; Truncus tibiofibularis [s. Abb. 12-2]).
- Systemische Gabe von 5 000 I. E. Heparin.
- Quer- oder Längsarteriotomie je nach Gefäßkaliber.
- Check des Fogarty-Katheters.
- Passende Katheterwahl (3F → axillär, brachial; 3F bzw. 4F → AFC, AFS, APF; 5F → Aortengabel).

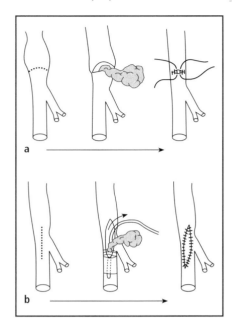

Abb. 12-3 Operations-
techniken: a) Querinzision
mit Einzelknopfverschluss;
b) Längsinzision mit Patch

- Ohne wesentlichen Kraftaufwand Vorschieben des Katheters in die Peripherie.
- Vorsichtiges Aufblähen des Ballons.
- Zurückziehen des Katheters; bei Widerstand (z. B. durch lumeneinengende Plaque) entsprechende Entblähung des Katheters; es können durchaus mehrfache Wiederholungen des Manövers erforderlich sein.
- Flushen der Gefäße, Heparinspülung!
- Direktnaht oder Patchplastik (s. Abb. 12-3a–b).
- Drainage und Wundverschluss.

> Der in der Ellenbeuge gespaltene Lacertus fibrosus bleibt offen, um eine Kompression des Gefäßnervenbündels zu vermeiden!

In Abhängigkeit von Ausmaß und Dauer der Ischämie ist u. U. eine Fasziotomie notwendig, um einem Kompartmentsyndrom vorzubeugen. Die Fasziotomie beendet dann den operativen Eingriff.

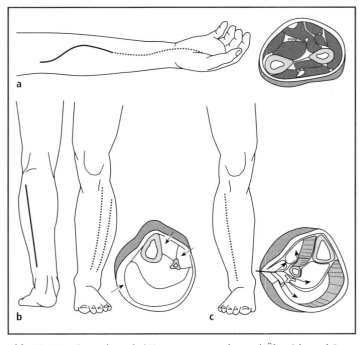

Abb. 12-4 Faszienspaltung bei Kompartmentsyndrom: a) Übersicht und Querschnitt Unterarm mit Inzisionslinie; b) Übersicht und Querschnitt Unterschenkel mit Eröffnung aller Unterschenkellogen über drei Hautinzisionen; c) Übersicht und Querschnitt Unterschenkel mit Eröffnung aller Unterschenkellogen über eine Hautinzision

Faszienspaltung obere Extremität
(s. Abb. 12-4a)

* Hautinzision von der radialseitigen Ellenbeuge im Doppelbogen zur Ulnaseite, zurück zur Radialseite und mittig zur Hohlhand.
* Komplettes Spalten der Faszie und Verschluss des Defektes mit Kunsthaut (z. B. Epigard®).

Faszienspaltung untere Extremität
(s. Abb. 12-4b−c)

* Eröffnen der Logen über mehrere Schnitte oder über nur eine Inzision (an der Lateralseite der Fibula).
* Komplettes Eröffnen der Logen, Verschluss des Defektes mit Kunsthaut (z. B. Epigard®).
* Am häufigsten ist die Tibialis-anterior-Loge betroffen: Hier kann regelhaft prophylaktisch das Kompartiment auch am Ende der Operation durch eine halbgeschlossene subkutane Fasziotomie mit langer Schere erfolgen; hierzu kurze proximale Hautinzision vor der Tibialis-anterior-Loge.

> Gegebenenfalls muss nach Abschwellen der Extremität der entstandene Hautdefekt mit einem „Mesh"-Graft verschlossen werden.

Mit dem sogenannten Tourniquet-Syndrom, einem Reperfusionssyndrom, muss nach Aufhebung einer länger bestehenden Ischämie gerechnet werden. In diesem Fall sind die Patienten intensivpflichtig! Nach Wiederherstellung der Perfusion kommt es zur Ausbildung von Muskelödemen, Hyperkaliämie, Azidose, unter Umständen zum Schock und Verbrauchskoagulopathie. Ein akutes Nierenversagen und ein ARDS sind je nach Schwere zu erwarten. Die Mortalität liegt hier bei 10−15 %.

Besteht eine komplette Ischämie einer Extremität (insbesonde-re einer unteren Extremität) über einen Zeitraum von mehr als 8–10 Stunden, muss in kritischer Abwägung der Gefährdung des Lebens des Patienten eine primäre Amputation der Extremität er-wogen werden.

Intraoperative Kontrollen

Zur Dokumentation des Rekonstruktionsergebnisses und des pe-ripheren Abstromes ist eine intraoperative Angiografie dringend zu empfehlen.

Anweisungen für die Station

- OP-Tag: Rasur Arm, Leiste und Unterschenkel.
- Direkt post-OP: Intensivstation (evtl. Normalstation); Hepa-rinperfusor (10 000 I.E./Tag i.v.); auf die Ausbildung einer Hyperkaliämie, Azidose und Verbrauchskoagulopathie ist zu achten; mehrfach Labor (kleines Blutbild, Gerinnung, Elektro-lyte, Nierenwerte, Säure-Basen-Status, Blutgasanalyse, Myoglo-bin, Kreatinkinase); Urinmenge (> 60 ml/h wegen Nierenver-sagen); Volumentherapie, ggf. Glucose und Insulin ($K^+\uparrow\uparrow$); mehrfache Kontrolle der Extremität (Kompartment, Nachblu-tung); Dekubitusprophylaxe; Blutdruckkontrollen; trinken er-laubt.
- 1 postop. Tag: ggf. Normalstation; Redons ex; Labor (kleines Blutbild, Gerinnung, Elektrolyte, Nierenwerte, Säure-Basen-Status, Blutgasanalyse, Myoglobin, Kreatinkinase); Urinmenge (> 60 ml/h); ggf. vorhandenen Blasenkatheter ex; Heparinisie-rung mit 2-facher PTT-Erhöhung; mit oraler Antikoagulation (Marcumar®) beginnen (abhängig vom INR-Wert; Ziel-INR:

3,0−4,0); ABI; Pulsstatus; Vollmobilisation; Ursachensuche (Echokardiografie, Angiografie, CT, MRT); essen erlaubt.

- Ab 8.−10. postop. Tag: Entlassung (unter Berücksichtigung etwaiger Wunden).

Nachsorge

Kommt es im unmittelbaren postoperativen Verlauf, aber auch im Rahmen einer Lysetherapie zur Ausbildung einer extrem druckschmerzhaften, prallgefüllten Wade und/oder Tibialis-anterior-Loge, liegt ein Kompartmentsyndrom vor.

> Bereits der Verdacht auf ein Kompartmentsyndrom sollte unmittelbar zu einer notfallmäßigen Dekompression durch Faszienspaltung führen!

Die eigentliche Nachbehandlung besteht in einer adäquaten Behandlung der Grunderkrankung, um Rezidiven vorzubeugen. Bei Vorliegen einer absoluten Arrhythmie oder Vorhofflimmern sind die Patienten dauerhaft zu antikoagulieren. Angiologische Nachkontrollen sind in der Regel nur anfänglich erforderlich.

Auch nach Lyse bzw. Thrombektomie von arteriellen Thrombosen ist meist eine dauerhafte Antikoagulation indiziert. Andere Ursachen, wie z.B. ein Popliteaaneurysma, sind elektiv zu korrigieren. Nachkontrollen erfolgen dann in typischem Rhythmus (nach 3, 6 und 12 Monaten, danach jährlich).

13 Diabetisches Fußsyndrom/ Amputationen

Neben Verletzungen und Infektionen stellen akute oder chronische arterielle Durchblutungsstörungen die häufigste Ursache für den Extremitätenverlust dar. Läsionen am Fuß eines Diabetikers („diabetisches Fußsyndrom") können bei ineffizienter Behandlung den Verlust einer gesamten Extremität zur Folge haben. Die bei Diabetikern gestörte Mikro- und Makrozirkulation erhöht das Amputationsrisiko extrem. Von ca. 44 000 in Deutschland erforderlichen Amputationen jährlich erfolgen 2/3 bei Diabetikern (Minor : Major ~ 50 : 50). Die Makroangiopathie des Diabetikers unterscheidet sich im Hinblick auf die Pathogenese und die morphologischen Befunde nicht von der Arteriosklerose des Nichtdiabetikers. Sie entwickelt sich beim Diabetes aber zeitlich früher und führt häufiger zu Komplikationen. Es gilt, diese ungünstigen Verläufe durch effiziente Behandlungsstrategien zu vermeiden, um massive Einschränkungen mit deutlich herabgesetzter Lebensqualität zu verhindern.

Klinik

In Abhängigkeit von der diabetischen Stoffwechsellage kommt es zu folgenden Symptomen:
- Polyneuropathie (gestörte Sensibilität)
- Angiopathie (eingeschränkte Durchblutung)

- Osteoarthropathie (Fußdeformität bzw. reduzierte Gelenkbeweglichkeit)
- trophische Störungen (Ulzerationen, Malum perforans)

Die Ausprägung des klinischen Bildes variiert stark. Es reicht vom uncharakteristischen Schmerzsyndrom mit oder ohne diskretem Lokalbefund über die Vorfußgangrän bis zum kalten paretischen Bein. Es ist auf putride Sekretionen zu achten, insbesondere im Bereich von Schwielen und Ulzerationen. Eine empfindliche Fußsohle mit kissenartigem Tastbefund und sichtbar entzündlicher Umgebungsbeteiligung spricht für den akuten Befund einer aszendierenden Sepsis längs der Faszien und Sehnenzüge und stellt eine absolute Gefährdung der Extremität dar. Eine sofortige chirurgische Revision muss hier erfolgen. Ein Fortschreiten der Infektion ist einzudämmen, um die Extremität zu erhalten. Die Sepsis und der Untergang von Muskelgewebe können, ähnlich dem Tourniquet-Syndrom, auch zur Bedrohung anderer Organfunktionen führen.

Diagnostik

■ **ABI:** Bei der diabetischen Angiopathie sind durch die Mediasklerose die Werte nach oben verfälscht (> 1,3).

■ **Duplexsonografie:** Zur orientierenden Abklärung der zuführenden Gefäßstrombahn.

■ **Neurologischer Status:** Zur Beurteilung der Berührungssensibilität und des Vibrationsempfindens.

■ **Röntgenbild in 2 Ebenen:** Zum Ausschluss von Knochendestruktionen.

■ **Angiografie:** Zur genauen Einschätzung der kruralen und pedalen Gefäßsituation; insbesondere wichtig für die Beurteilung der Revaskularisationsmöglichkeiten.

■ **Magnetresonanztomografie (MRT):** Zur Erkennung einer Osteomyelitis oder eines Weichteilabszesses.

■ **CT-Angiografie (CT-A) und Magnetresonanzangiografie (MRA):** Sie dienen als Übersichtsdarstellung der Becken- und Beinstrombahn.

■ **Wundabstrich:** Bei Erstkontakt mit dem Patienten sollte eine Abstrichuntersuchung erfolgen. Ziel ist das Aufdecken resistenter Keime und deren gezielte Antibiotikatherapie. Bis zum Erhalt des Antibiogramms kann eine Breitspektrumantibiose erfolgen.

Therapeutische Indikationsstellung

Ein akuter Weichteilinfekt mit einer sich längs der Faszien und Sehnen in die Umgebung ausdehnenden Entzündung oder eine Abszedierung erfordert ein notfallmäßiges operatives Vorgehen. Da in dieser Situation eine akute Gefährdung der Extremität vorliegt, muss eine Abklärung der Durchblutungssituation ggf. später erfolgen. Macht der Lokalbefund (Nekrose, Gangrän, zerstörtes Gewebe) eine Amputation erforderlich, ist die Durchblutungssituation vor einer Amputation mittels Angiografie abzuklären. Vor der (Minor-)Amputation muss eine Revaskularisation durchgeführt werden. Ist dies nicht möglich („technische Inoperabilität"), ist insbesondere bei Vorliegen eines inoperablen femoropoplitealen Verschlusses eine Unterschenkelamputation der Minoramputation vorzuziehen, um mögliche Nachamputationen zu vermeiden.

Sind die Kriterien einer Majoramputation (Amputation oberhalb des Sprunggelenkes) erfüllt, so sind alle Maßnahmen zu treffen, um die Amputationshöhe so peripher wie möglich zu legen. Eine Amputation im Kniegelenk (Exartikulation) bzw. im Oberschenkel ist in der Regel erforderlich, wenn eine obliterierende Arteriosklerose der Beckenetage vorliegt. Vorher müssen alle gefäßchirurgischen Möglichkeiten unternommen werden, um die Durchblutungssituation im Bereich der Amputationsstelle zu verbessern.

Therapie

Bei vorliegender diabetischer Gangrän ist mit einer Breitspektrumantibiose anzufangen (z. B. Cephalosporine, Aminoglykoside, Metronidazol). Als weitere allgemeine therapeutische Maßnahme kommt der adäquaten Diabeteseinstellung eine große Rolle zu. Eine Abszedierung im Bereich der Fußsohle bedarf einer umgehenden chirurgischen Therapie. Als operative Maßnahmen kommen eine Abszessspaltung, die Resektion osteomyelitischer Knochenanteile und eine Zehen- bzw. Vorfußamputation in Betracht. Ein Debridement avitalen Gewebes muss frühzeitig, aggressiv und radikal erfolgen und ggf. täglich wiederholt werden. Großzügige Inzisionen mit Lascheneinlagen verhindern einen Sekretstau im Infekt. Die Wundbehandlung bleibt offen.

Gliedmaßenabsetzungen bis in den Mittelfuß hinein werden unter Minoramputationen zusammengefasst (s. Abb. 13-1a–e). Hierbei richtet man sich nach dem Ausmaß des Lokalbefundes,

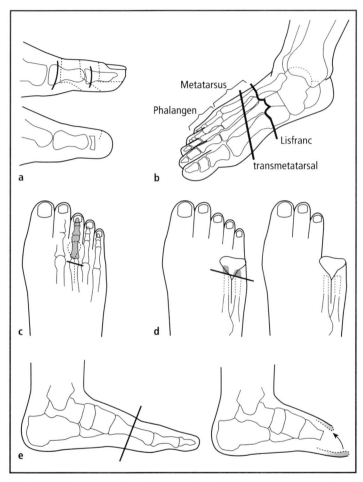

Abb. 13-1 Zehen- bzw. Mittelfußamputation: a) Zehenamputation; b) Amputationslinien Zehen (transmetatarsal) und Mittelfuß (Lisfranc); c) Zehenamputation des 3. Strahls; d) Zehenamputation des 4. und 5. Strahls; e) Mittelfuß-Amputationstechnik

weniger nach anatomischen Gegebenheiten. Wird durch die Amputation ein Gelenk eröffnet, muss der gelenktragende Knochen in die Absetzung mit einbezogen werden. Sogenannte Grenzzonenamputationen richten sich exakt nach der nekrotischen Grenzzone.

Rückfußamputationen nach Syme stellen eine spezielle Form der Gliedmaßenabsetzung dar und spielen beim diabetischen Fußsyndrom, bei Durchblutungsstörungen oder Infektionen eine untergeordnete Rolle.

Bei Majoramputationen (Unterschenkel, Knie, Oberschenkel) ist die Amputationshöhe entscheidend für die weitere prothetische Versorgung. Die Kniegelenksexartikulation ist der Oberschenkelamputation in vielerlei Hinsicht vorzuziehen, da sie prothetisch besser versorgbar und weniger traumatisierend ist und in der Folge eine bessere Mobilität bietet. Bei Verschluss des Profundakreislaufes ist jedoch mit Wundheilungsstörungen zu rechnen.

Oberschenkelamputationen mit langem Stumpf sind auch bei immobilen Patienten hinsichtlich der Versorgung und Pflege vorteilhafter. Bei problematischer Absetzungszone ist auf einen primären Wundverschluss zu verzichten oder, wenn möglich, diese weiter nach proximal zu verschieben.

Zehenamputation

- Zirkuläres Absetzen mit Knochenkürzung unter den Weichteilmantel; offene Wundbehandlung.
- Oder: hemizirkuläres Absetzen mit plantarem Gewebelappen zur primären Deckung der Wundfläche (kein Infekt).
- Bei der diabetischen Gangrän kein Hautverschluss.

Amputation im Mittelfuß

Ist der Weichteilmantel in Höhe des Grundgliedes durch die diabetische Gangrän mitbetroffen und eine Zehenamputation nicht mehr ausreichend, erstreckt sich die Amputation auf die Mittelfußknochen. Diese können einzeln oder komplett entfernt werden.

Die Amputation der Mittelfußknochen kann unter Erhalt der Zehen erfolgen, ist jedoch eher typisch für die diabetische Neuropathie mit plantarem Malum perforans unter dem Metatarsalköpfchen. Die Resektion des Mittelfußknochens erfolgt über einen streckseitigen Zugang mit Hautlängsschnitt, die Fußsohle wird nicht tangiert!

Werden alle Mittelfußknochen basisnah im spongiösen Bereich durchtrennt, spricht man von einer transmetatarsalen Amputation:

- Hautschnitt bogenförmig quer über den Fußrücken von MFK I zu MFK V, in Höhe der gewünschten knöchernen Amputationslinie; Hautschnitt medial und lateral nach distal fortsetzen und plantar quer im Bereich der Zehengrundgelenke.
- Gewünschter Sohlenlappen entsteht im Anschluss an die Osteotomie; Knochen nach ventral luxieren und mit dem Amputationsmesser plantarseitig aus dem Weichteilgewebe lösen.
- Nekrotisches und bradytrophes Gewebe (Plantarfaszie, Sehnengewebe) abtragen, Hautlappen nach streckseitig hochschlagen, mit Pflasterstreifen fixieren.

Eine weitere Variante der Amputationen im Mittelfuß ist die Exartikulation in der Gelenklinie nach Lisfranc (Linie zwischen den kleinen Fußwurzelknochen und den Metarsale).

> Direkt unter den Knochen liegen die wichtigen Gefäße des Arcus plantaris!

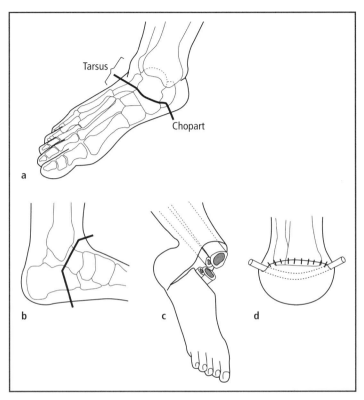

Abb. 13-2 Rückfußamputation: a) Chopart'sche Amputationslinie; b) Amputation nach Syme, Schnittführung; c) supramalleoläre Amputation; d) Amputation nach Syme, Amputationsstumpf

Rückfußamputation

Weiter gibt es die Gelenklinie nach Chopart (Linie zwischen Talus, Kalkaneus und Navikulare, Kuboid) (s. Abb. 13-2a). Auch hier wird ein langer plantarer Lappen nach ventral hochgeschlagen und locker adaptiert. Die Abrundung des knöchernen Stumpfes nach distal und plantar ist hier als Druckstellenprophylaxe von besonderer Bedeutung, weil der Ansatzverlust der Peroneussehnen sowie der Fußheber zu einem Übergewicht der Achillessehne mit Supinations- und Spitzfußfehlhaltung des Fußstumpfes führen.

Die letzte Rückzugsmöglichkeit unter Erhalt der Fußsohle stellt die Amputation nach Syme dar (s. Abb. 13-2b–d). Der knöcherne Fußteil wird hierbei jedoch vollständig entfernt:

- Hautschnitt streckseitig von der medialen zur lateralen Malleolenspitze quer über den Fußrücken und nach plantar in Höhe des Chopartgelenkes.
- Unter Plantarflexion Talus entfernen, Achillessehne ablösen und das Fersenbein herauspräparieren.

  | **Da sich der Achillessehnenansatz am Fersenbein direkt unter der Haut befindet, sind Hautläsionen zu vermeiden.**

- Nekrotische Muskulatur, Faszien- und Sehnengewebe vollständig entfernen.
- Supramalleoläres Absetzen von Fibula und Tibia erfolgt mit der oszillierenden Säge.
- Nervus tibialis posterior bis 2 cm hinter die Knochenkante kürzen.
- Falls erforderlich A. und V. tibialis posterior ligieren.
- Einen kolbenförmigen Stumpf mit seitlich ausladenden Hautzipfeln bilden. Diese sind für die Durchblutung des Fersenlappens von besonderer Bedeutung und dürfen nicht entfernt werden!

> Der Fußstumpf wird mit einem milden Kompressionsverband gewickelt, im Fersenbereich gut gepolstert und horizontal gelagert.

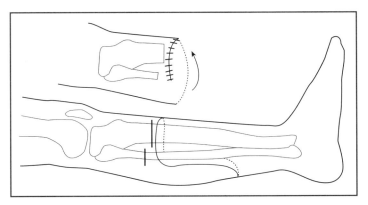

Abb. 13-3 Unterschenkelamputation nach Burgess

Unterschenkelamputation

Die Amputationstechnik nach Burgess ist für Unterschenkelamputationen jeglicher Genese geeignet (s. Abb. 13-3). Ein langer, dorsaler Hautlappen dient dem Verschluss des Amputationsstumpfes. Für den Diabetiker und den Gefäßpatienten eignet sich lediglich das proximale Drittel des Unterschenkels als Stumpf.

- Schnittführung ventral hemizirkulär, ca. eine Handbreit unter der Patellaspitze.
- Dorsal scharfe Durchtrennung von Haut, Subkutangewebe, Faszie und Muskulatur: Bildung eines langen, nach distal reichenden Lappens.

  Blutungsneigung, Farbe und Kontraktilität der Muskulatur sind verlässliche Zeichen, ob die Amputationshöhe richtig gewählt wurde.

- Fibulaosteotomie nach lateral anschrägen; Tibia glatt und senkrecht zur Beinlängenachse absetzen; Tibia muss die Fibula überragen, da die spätere Endbelastung in der Prothese lediglich über die Tibia erfolgt.

- Hinteren Hautlappen mit scharfem Amputationsmesser bilden; M. soleus aus dem Hinterlappen stumpf auslösen und ganz entfernen.
- Gefäße in Höhe der knöchernen Absetzung, Nerven weiter proximal durchtrennen und ligieren (außerhalb der späteren Belastungszone!).
- Drainage; Hautnaht in Mokassintechnik; keine tiefen Nähte (Gefahr von Nekrosen).
- Abschließend gepolsterter, diagonal gewickelter Verband mit geringer Kompression; Ruhigstellung im Kniegelenk nicht erforderlich.

Kniegelenksexartikulation

Die Amputation im Kniegelenk bietet gegenüber der Oberschenkelamputation eine größere Stumpflänge und somit einen günstigeren Hebelarm (s. Abb. 13-4).

- Zirkuläre Hautinzision ca. 4 Querfinger unterhalb der Patellaspitze bis auf den Knochen.

  Es wird in der Regel mehr Haut benötigt, als man auf den ersten Blick annimmt.

- Ablösen des Ligamentum Patellae direkt an der Tuberositas tibiae und Präparation nach kranial: Zugang zum Kniegelenk ist somit eröffnet.
- Unter Beugung des Kniegelenkes parallel zum Tibiaplateau weitere Eröffnung des Kniegelenkes.
- Durchtrennung der Kreuzbänder nahe der Tibia.
- M. gastrocnemius, Gefäße und Nerven hoch am Oberschenkel durchtrennen und letztere ligieren.
- Vereinigung des Ligamentum Patellae mit den Kreuzbandstümpfen, sodass die Patella zwischen den Kondylen zu liegen kommt; Kapselnähte.
- Drainage und Hautnaht.

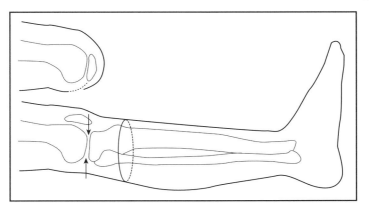

Abb. 13-4 Kniegelenksexartikulation

Oberschenkelamputation

Im Unterschied zu den anderen Amputationshöhen ist der Oberschenkelstumpf nicht voll endbelastbar, da die Abstützung der Prothese hüftgelenksübergreifend erfolgt (s. Abb. 13-5a–c).

> Zu lange Stümpfe neigen bei Patienten mit diabetischer Gangrän eher zu Komplikationen (Profundakreislauf).

- Fischmaulförmiger Hautschnitt.
- Mit scharfem Amputationsmesser ventralen und dorsalen Hautmuskellappen herstellen; Beurteilung der Gewebevitalität.
- Durchtrennen des Femur mit der oszillierenden Säge, sodass der Stumpf im Wundgrund zu liegen kommt; Brechen der Knochenkanten mit der Feile.
- Blutstillung; Präparieren des Gefäß- und Nervenstranges 3–5 cm proximal der Knochenkante und Ligatur.

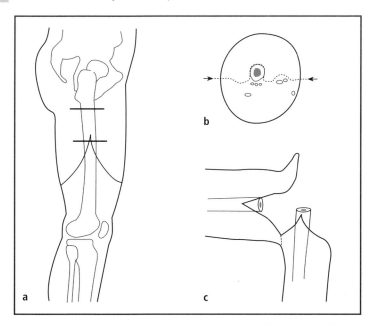

Abb. 13-5 Oberschenkelamputation: a) Schnittführung; b) quere Stichführung durch den Oberschenkel; c) ventrale und dorsale Lappenbildung

- Drainage; Hautverschluss mit tief durchgreifenden Nähten; kein Nahtmaterial in der Tiefe; Zeitersparnis durch wenige Muskel-Faszien-Nähte und Klammernahtverschluss der Haut.
- Versorgung des Stumpfes mit einem milden Kompressionsverband.

Hüftexartikulation

Hüftexartikulationen sind selten und werden wie folgt durchgeführt (s. Abb. 13-6a–d):

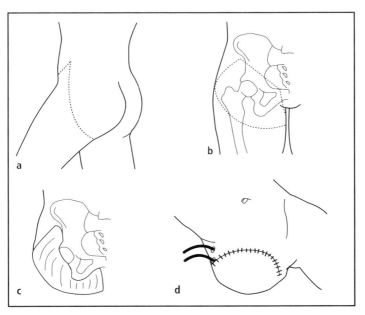

Abb. 13-6 Hüftgelenksexartikulation: a) Schnittführung; b) Exartikulation; c) dorsale Lappenbildung; d) Endbild

- Schnittführung ventral 2 cm unterhalb des Leistenbandes von der Spina iliaca anterior superior zum Tuberculum pubicum; dorsal Hautinzision am Unterrand des M. glutaeus maximus.
- Nach Durchtrennen der Faszien werden die Mm. iliopsoas, sartorius, rectus femoris und die Glutealmuskulatur rund 5–7 cm in die große Amputationswunde hineinreichend durchtrennt.
- Separate Ligatur der Gefäße.
- T-förmige Eröffnung der Hüftgelenkkapsel und Hervorluxieren des Femurkopfes nach ventral.
- Wenn möglich, Hinterlappen in einem Schnitt bilden.

- Absetzen und Ligatur des N. ischiadicus, der Obturatorgefäße, des N. obturatorius und des N. cutaneus femoris, so hoch wie möglich.
- Drainagen; Deckung der Wundfläche mit dem dorsalen Hautlappen; Pflasterverband mit leichtem Zug von dorsal nach ventral.
- Alternativ: Vakuumverband und sekundärer Wundverschluss.

Anweisungen für die Station

- Vortag: Untersuchungsbefunde zusammenstellen (EKG, Röntgen-Thorax, Gefäßbilder [z.B. Angio, CT, CT-A, MRT, MRA], Lufu); bei Oberschenkelamputationen und Hüftexartikulationen Vorhandensein von 2 Blutkonserven; Kontrolle des Hb-Wertes.
- Direkt post-OP: Normalstation; Labor (kleines Blutbild, Gerinnung); mehrfache Kontrolle der Wunde (Hämatom, Nachblutung); Analgesie; essen und trinken erlaubt; insbesondere müssen Herz- und Diabetesmedikamente weiterhin gegeben werden (Blutzuckerkontrollen).
- 1. postop. Tag: Labor (kleines Blutbild, Gerinnung); Thromboseprophylaxe; Vollmobilisation (ggf. Schonung bzw. Entlastung des OP-Gebietes); Physiotherapie. Täglich: Wundinspektion; bei Infektzeichen Nahtmaterial komplett oder Teilfäden ex und offene Wundbehandlung; nekrotisches Gewebe abtragen; Fettgaze unmittelbar auf die Wunde; leichten Kompressionsverband diagonal in Richtung des Hautlappens bandagieren.

  Keine verfrühte Mobilisation der Gelenke der betroffenen Extremität!
- 3.–5. postop. Tag: Redons ex; bei ungestörter Wundheilung: Antibiose absetzen.

- 10.–20. postop. Tag: Fäden ex.
- Ab 10.–14. postop. Tag: Entlassung (unter Berücksichtigung der Wunden).

> Eine gestörte Wundheilung ist keine Schande, insbesondere nicht bei Gefäßpatienten. Im Zweifelsfall darf daher nicht gezögert werden, eine offene Wundbehandlung einzuleiten!

Nachsorge

Nach der Amputation ist eine intensive Zusammenarbeit zwischen Pflegepersonal (Motivation), Orthopädiemechaniker (Stumpfkonditionierung, Interimsprothese), Physiotherapie (Rehabilitationstraining, Gehschule) und Arzt (tägliche Wundkontrolle) für die weitere Prognose von entscheidender Bedeutung. Der Patient ist zur weiteren Rehabilitation in eine Anschlussheilbehandlung zu verlegen!

Ist eine Prothesenfähigkeit nicht gegeben, soll mit Gehhilfen und Aufbautraining im Rollstuhl ein Mindestmaß an Mobilität erreicht werden. Bei bettlägerigen Patienten, die nicht rollstuhlfähig sind, sollten aggressive physiotherapeutische Maßnahmen unterbleiben, da sie für den Patienten irrelevant sind.

Weitere Angaben zur Nachsorge:

- Abszessspaltung bzw. Debridement: Entlastung bis zur Wundheilung.
- Zehenamputation: 2–4 Wochen Vorfußentlastungsschuh.
- Vorfußamputation: 4 Wochen Entlastung bis zur Wundheilung.
- Lisfranc bzw. Chopart: 4 Wochen Entlastung bis zur Wundheilung.
- Syme: 6 Wochen Gips zur Zentrierung des plantaren Weichteilpolsters.

- Unterschenkelamputation: Bandagieren, sodass der Hautlappen zur Wunde gedrückt wird; Interimsprothese, Vollkontaktschaftprothese frühestens nach 4 Wochen.
- Oberschenkelamputation: Bandagieren; intensive Physiotherapie zur Kontrakturprophylaxe; rasche Mobilisation; Prothesenversorgung nach 2–4 Wochen.

Handlungsanweisungen für den Patienten

- kein Nikotin
- adäquate Diabeteseinstellung
- tägliche Kontrolle der Füße, gute Fußhygiene
- Verletzungen bei der Nagelpflege vermeiden
- trockene Fußhaut behandeln
- passendes, nicht einengendes Schuhwerk wählen
- Kälte und Hitze meiden
- nicht barfuß gehen
- frühzeitige Vorstellung von Wunden oder Verletzungen

14 Primäre Varikosis/ aufsteigende Saphenaphlebitis/ Rezidivvarikosis

Bei der primären Varikosis handelt es sich um eine sehr häufige, familiäre Erkrankung der Venen. Unter dem Einfluss verschiedener Faktoren entwickelt sich im Laufe des Lebens in unterschiedlicher Ausprägung und Schwere ein Krampfaderleiden. Man unterscheidet Stammvenenvarizen, Seitenastvarizen, Perforansvarizen, retikuläre Varizen und Besenreiservarizen.

Klinik

Die wichtigsten Symptome der Stammvarikosis sind:
- Schweregefühl in den Beinen
- müde Beine
- Schmerzen im Bereich der Varizen
- Knöchelschwellung, abendliche Knöchelödeme
- krampfartige Schmerzen
- Juckreiz (Ekzem)
- Ulkus
- rezidivierende Thrombophlebitis
- nächtliche Wadenkrämpfe

Die Kombination von Venen- und Hautveränderungen bei konstanter venöser Hypertension wird auch unter dem Begriff chronisch venöse Insuffizienz (CVI) zusammengefasst. Sie wird nach Widmer (1981)[1] in drei Grade unterteilt:

- **CVI-Grad I:** Stauung und Ektasie kleiner Venen am Sprunggelenk, diskretes Stauungsödem.

- **CVI-Grad II:** Zusätzlich Stauungsdermatose, weiße Atrophie der Haut, Stauungsinduration, Hyperpigmentierung, Ekzem.

- **CVI-Grad III:** Abgeheiltes oder florides Ulkus.

Diagnostik

Ziele der Diagnostik sind:
- Unterscheidung der primären von der sekundären Varikosis
- Aufdeckung und Klassifizierung der sekundären Beteiligung des tiefen Venensystems (PTS = postthrombotisches Syndrom)
- Ausschluss einer begleitenden peripheren arteriellen Verschlusskrankheit (pAVK)

Neben der klinischen Untersuchung kommt der nichtinvasiven Untersuchung eine hohe Bedeutung zu. Als Standardverfahren in der Abklärung und Bewertung der primären Varikosis gelten:

- **Lichtreflexionsrheografie (LRR):** Sie erlaubt die Quantifizierung der Leistung der Beinvenenpumpe.

---

1 Widmer LK, Stähelin HB, Nissen C, Da Silva A. Venen-, Arterien-Krankheiten, koronare Herzkrankheit bei Berufstätigen: prospektiv-epidemiologische Untersuchung. Baseler Studie I–III. 1959–1978. Bern: Huber 1981.

- **Venenverschlussplethysmografie (VVP):** Zum einen ist eine Aussage über die venöse Kapazität möglich, zum anderen wird mit der VVP die freie Durchgängigkeit der ableitenden Venen, die venöse Drainage, angezeigt.

- **Duplexsonografie:** Sie gilt als Standardverfahren in der Diagnostik des epifaszialen und subfaszialen Venensystems. Sie zeichnet sich durch ihre hohe Zuverlässigkeit aus und bietet sich für die Primärdiagnostik und als Verlaufskontrolle an.

- **Phlebografie:** Diese Methode gilt als der Goldstandard in der Venendiagnostik. Sie ist jedoch in ihrer Bedeutung durch die farbkodierte Duplexsonografie zurückgedrängt worden. Die Phlebografie spielt bei gutachterlichen Fragen und in der Thromboseabklärung jedoch immer noch eine führende Rolle.

- **Pulsstatus/ABI:** Diese Untersuchungen dienen der Abklärung einer begleitenden pAVK.

Therapeutische Indikationsstellung

Eine medizinisch relevante Varikosis ist nahezu immer therapiebedürftig. Wird simultan zur primären Varikosis eine pAVK festgestellt, tritt die Bedeutung der Varikosis zurück und es ist zunächst die Schwere der pAVK zu klären. Beträgt der systolische Knöchelarteriendruck < 80 mmHg, ist eine Kompressionsbehandlung mit Strümpfen der Kompressionsklasse II (CCL II) nicht zulässig. CCL-I-Strümpfe sind im Einzelfall durchaus noch einsetzbar.

Therapie

Eine Heilung der Krampfadererkrankung ist nicht gegeben. Die therapeutischen Möglichkeiten umfassen:

- konservative Maßnahmen
- Verödungsmaßnahmen
- operative Maßnahmen

Eine bestimmte Behandlungsmethode kann nicht favorisiert werden. Je nach Erkrankungsbild ist eine Kombination dieser Maßnahmen angezeigt. Die eigentliche Sanierung der Varikosis ist nach Möglichkeit immer anzustreben. Bei insuffizienten Stammvenen oder Perforansvenen ist primär die operative Sanierung der Varikosis angezeigt.

■ **Kompressionsverbände:** Eine Verbesserung der venösen Hämodynamik kann durch Kompressionsverbände und durch für die Dauertherapie effektivere Kompressionsstrümpfe in zulänglichem Maße erreicht werden.

■ **Verödungstherapie:** Die Verödung von Besenreiser- und retikulären Varizen stellt eine Möglichkeit dar. Ihre medizinische Bedeutung liegt jedoch in der Behandlung einer offenen Varizenblutung aus retikulären Varizen, als Therapieoption bei Rezidivvarizen oder in der Verödung von Perforansvenen beim Ulcus cruris venosum.

Das Ziel der operativen Varizenbehandlung ist, die refluxiven und degenerativ veränderten Venenanteile zu entfernen und insuffiziente Perforansvenen zum tiefen Venensystem hin zu unterbrechen. Da es sich bei den Stammvenen (Vv. saphena magna und parva) um das klassische Gefäßersatzmaterial handelt, sollte stets das Ausmaß der Resektionen auf die erkrankten Venenanteile beschränkt bleiben. Eine Kombination von Operation und Venenverödung kann geboten und sinnvoll sein.

Die Vorgehensweise beruht auf der nach Willam Wayne Babcock (1872–1963) benannten Babcock-Operation (1907): Stripping der Vv. saphena magna oder parva mittels Extraktionssonde (Strippingtechniken s. Abb. 14-1a–b).

Krossektomie und Stripping der V. saphena magna
(s. Abb. 14-1c)

- Inguinale Freilegung der V. saphena magna.
- Krossektomie: Durchtrennen aller einmündenden Seitenäste zwischen Ligaturen.
- Darstellung der Einmündung in die V. femoralis; nichtresorbierbare Anstichligatur oder Naht ohne Einengung der tiefen Vene.
- Vorschieben der Babcock-Sonde nach peripher bis zum distalen Insuffizienzpunkt; dort Ausleiten über Hautschnitt; nach peripher resorbierbare Ligatur der V. saphena magna; Stripping von zentral nach peripher.
- Stichinzision über den angezeichneten Seitenästen und subkutane Exstirpation mit dem Häkchen bzw. Klemmchen.
- Abschließende Kontrolle der Ligatur in der Leiste; Hautverschluss intrakutan (Einzelknopfnähte); Stichinzisionen bleiben offen oder werden mittels Steristrips verschlossen.
- Pflaster, Kompressionsverband bis zum proximalen Oberschenkel.

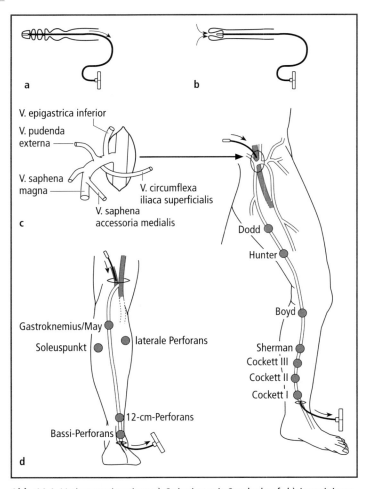

Abb. 14-1 Varizenexstirpation: a) Stripping mit Sondenkopf; b) invaginierendes Stripping; c) Stripping V. saphena magna mit Detailansicht; d) Stripping V. saphena parva

Krossektomie und Stripping der V. saphena parva
(s. Abb. 14-1d)

- Quere Hautinzision, meist über der Beugefalte (vorherige Markierung durch Duplexsonografie).
- Quere Faszieneröffnung.
- Krossektomie: Darstellung der Einmündung in die V. poplitea; Anstichligatur mit nichtresorbierbarem Faden.
- Sonde nach peripher vorschieben; peripher auf den N. suralis achten, der oft an der V. saphena parva klebt (Abschieben); nach peripher resorbierbare Ligatur; Stripping von zentral nach peripher.
- Seitenastexhairese über Stichinzisionen.
- Beim Wundverschluss ist insbesondere auf den Verschluss der Faszie zu achten.
- Pflaster, Kompressionsverband bis zum distalen Oberschenkel.

Prozedur bei aufsteigender Saphenaphlebitis

Es handelt sich hier um einen prophylaktischen Eingriff mit aufgeschobener Dringlichkeit. Das Übergreifen der Phlebitis auf das tiefe Venensystem in der Leiste bzw. Kniekehle mit der Gefahr einer Lungenembolie soll gebannt werden.

- Isolierte Krossektomie der V. saphena magna bzw. parva.
- V. saphena magna bzw. parva nach peripher ligieren.
- Stichinzisionen über der thrombosierten Vene und Thrombenexprimierung; die Stiche bleiben offen.
- Wundverschluss in der Leiste bzw. Kniekehle; Kompressionsverband; Frühmobilisation.
- Je nach Befund ist später ein Zweiteingriff als Varizenoperation zu planen.

Rezidivvarikosis

> Rezidiveingriffe sind mit einem höheren Risiko hinsichtlich Gefäß-, Nerven- und Lymphbahnschädigungen behaftet! Darüber hinaus kann es vermehrt zu Blutungen kommen.

Im Leistenbereich

- Alte Querinzision oder Längsinzision.
- Erst Arterie, dann Vene mit Saphenastumpf präparieren.
- Vorsichtige, zirkuläre Mobilisation des Saphenastumpfes; Durchtrennen zwischen Klemmen; tiefe Vene mit 5/0-Prolene® übernähen (ohne Einengung der V. femoralis).
- Entfernen der Rezidivvarizen (Stripping, Seitenastexhairese).

Im Popliteabereich

- Schnittführung ggf. s-förmig erweitern (von kranial-medial nach distal-lateral).
- Subtile Präparation unter Schonung der Nerven (Nn. tibialis, peroneus, suralis).
- 5/0-Prolene®-Naht der Parvamündung ohne Einengung der V. poplitea.
- Resorbierbare Ligatur nach peripher; ggf. Seitenastexhairese, Stripping.
- Schichtweiser Wundverschluss, insbesondere Fasziennaht.

Anweisungen für die Station

- OP-Tag: Rasur Schamregion und betroffenes Bein; ggf. schon Ausmessen des Kompressionsstrumpfes.

- Direkt post-OP: Normalstation; Kontrolle des Verbandes (nicht einengend, Nachblutung); Frühmobilisation; Thromboseprophylaxe (ambulante Operationen: Thromboseprophylaxe nur auf Anweisung!); essen und trinken erlaubt.
- Post-OP: Kompressionsbandagen durch Kompressionsstrumpf ersetzen; Entlassung.

Nachsorge

Bewegung und Kompression sind Eckpfeiler in der Thromboseprophylaxe. Nach Abklingen der Narkose können die Patienten umgehend mobilisiert werden.

Die Dauer der postoperativen Kompressionstherapie liegt bei 3−6 Wochen. Eine Kompressionsbehandlung bei steifem Sprunggelenk ist physiologisch nutzlos, da hier ein arthrogenes Stauungssyndrom vorliegt. Bei trophischen Störungen, insbesondere einem Ulcus cruris venosum, ist es dennoch sinnvoll, Kompressionsstrümpfe anzulegen, da sie dem hydrostatischen Druck entgegenwirken. Das Anlegen der Kompressionsstrümpfe kann für den Patienten sehr schwer oder unmöglich sein (Handdeformitäten, Rückenprobleme). Für diese Fälle werden Anziehhilfen angeboten. Alternativ können auch zwei CCL-I-Kompressionsstrümpfe übereinander angezogen werden. Auf der Verordnung muss dann „Kompressionsstrümpfe CCL I aus medizinischen Gründen" erwähnt werden!

Operative Eingriffe am epifaszialen Venensystem können in der Regel ambulant erfolgen. Unter bestimmten Bedingungen ist eine stationäre Therapie denkbar. Liegt eine schwere, den Patienten kompromittierende Grunderkrankung vor, ist eher darüber nachzudenken, ob konservative Therapieoptionen bereits voll ausgeschöpft wurden.

15 Postthrombotisches Syndrom (PTS)/Ulcus cruris venosum/ sekundäre Varikosis

Kommt es nach Thrombosen der tiefen Bein- und Beckenvenen nicht zu einer vollständigen Rekanalisierung, ist je nach Ausmaß der chronischen Rückflussstauung mit unterschiedlich schweren Folgeschäden zu rechnen. Diese reichen von diskreten Schwellungsneigungen bis zu schwersten trophischen Störungen (Ulcus cruris venosum). Eine sekundäre Varikosis entwickelt sich im Laufe der Zeit aus der Überlastung des epifaszialen Venensystems als Kollateralkreislauf des thrombosierten tiefen Venenabschnitts.

Jährlich treten in Deutschland ca. 250 000 neue tiefe Venenthrombosen (TVT) auf. Und bei jedem zehnten Betroffenen entwickelt sich als Spätfolge ein Ulcus cruris venosum.

Klinik

Analog zur chronisch venösen Insuffizienz finden sich Schwellneigung und Spannungszustände der betroffenen Extremität. Schwere Schmerzzustände sind nicht selten. Als Folge chronischer Entzündungsprozesse treten charakteristische Gewebeveränderungen an den Unterschenkeln auf, die sich als sklerotische Hautveränderungen (Dermatoliposklerose bzw. Dermatolipofasziosklerose) manifestieren. Kleinere Hautläsionen können sich rasch zu Ulzerationen ausdehnen, die gamaschenartig die supramalleoläre Region umspannen.

Diagnostik

Die Anamnese (TVT-Nachweis) und die Lokalisation der Schädigung sind bedeutend. Venösbedingte Ulzerationen finden sich fast ausschließlich im Bereich des Innenknöchels oder gehen von dieser Region aus (Cockett-Perforantes). Bei fraglichem Befund empfiehlt sich dringend eine histologische Begutachtung (Tumorabklärung). Ein Abstrich auf resistente Keime gehört zum obligatorischen Diagnostikablauf.

Die apparative Diagnostik entspricht der Varizendiagnostik. Eine Magnetresonanztomografie (MRT) gibt zuverlässig Auskunft über degenerative Veränderungen der tiefer gelegenen Gewebeschichten. Primäre Gerinnungsstörungen finden sich auffällig häufig bei Patienten mit einem Ulcus cruris venosum (Thrombophiliescreening: Faktor V, AT III, Protein C und S, Lupusantikoagulans, Antikardiolipin-Antikörper).

Therapeutische Indikationsstellung

Eine adäquate Kompressionstherapie ist die Grundlage aller Maßnahmen! Eine Operationsindikation für eine sekundäre Varikosis besteht nur dann, wenn eine Verbesserung der venösen Hämodynamik erreicht werden kann. Hierbei ist zu berücksichtigen, dass diese meist multimorbiden Patienten ein hohes intra- und perioperatives Risiko aufweisen.

Therapie

Bei therapieresistentem Ulcus cruris venosum ist die „Shave"-Therapie die operative Maßnahme der Wahl. Soweit eine Varizenchirurgie bzw. Verödungstherapie sinnvoll zu kombinieren ist, sollte sie zum Therapiekonzept gehören.

16 Dialyse – Gefäßzugänge (Fistel bzw. Shunt)/zentralvenöse Zugänge (Katheter)

Niereninsuffizienz – Dialyse

Bei ungenügender oder ausgefallener Ausscheidungsleistung der Niere ist die Dialysebehandlung, als Hämodialyse oder Peritonealdialyse, eine Behandlungsmethode zur Elimination von harnpflichtigen Substanzen, Stoffwechselprodukten und Wasser aus dem Organismus.

Ein akutes oder chronisches Nierenversagen kann auf ganz unterschiedliche Ursachen zurückgeführt werden (diabetische Nephropathie 40 %, Glomerulonephritis 25 %, chronische Pyelonephritis 15 %, Zystennieren 8 %, Analgetikanephropathie 5 %, ischämische Nephropathie 5 %, Systemerkrankungen 3 %). Die eingeschränkte Fähigkeit zur Ausscheidung harnpflichtiger Substanzen, wie z B. Harnstoff (Proteinstoffwechsel), Harnsäure (Purinstoffwechsel) und Kreatinin (Muskulatur), führt zu deren Akkumulation. In fortgeschrittenen Stadien geht auch die Anpassungsbreite an den Elektrolyt-, Wasser- und Säure-Basen-Haushalt verloren. Das Herausfiltern harnpflichtiger Substanzen kann eine intermittierende oder Langzeitdialyse (2–3-mal/Woche) erfordern.

Verschiedene Stadien der chronischen Niereninsuffizienz werden durchlaufen:

- **präterminale Niereninsuffizienz:** Serum-Kreatinin 6–10 mg/dl
- **terminale Niereninsuffizienz:** Serum-Kreatinin > 10 mg/dl

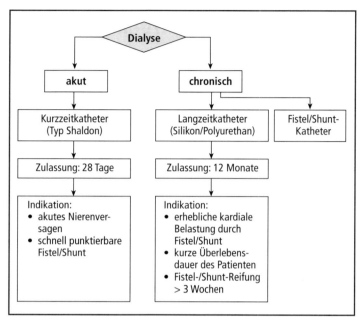

Abb. 16-1 Dialyseschema

Unabdingbare Voraussetzung für eine Hämodialysebehandlung ist ein geeigneter Zugang zum Blutgefäßsystem. Hierzu kann die Anlage einer Dialysefistel (Nativfistel), eines Dialyse-Shunts (Graft), die Versorgung mit einem Kurzzeitdialysekatheter (< 28 Tage) oder Langzeitdialysekatheter (< 12 Monate) erfolgen (s. Abb. 16-1). Bei der Anlage von Fisteln oder Shunts ist zu berücksichtigen, dass diese Gefäßabschnitte einer chronischen Punktionsbelastung standhalten müssen. Insbesondere ist im Vorfeld nach venösen Abstromproblemen, Gerinnungsstörungen, HIT, Fistel-, Shunt- bzw. Katheterproblemen zu fahnden.

Klinik

Leistungsschwäche, Polyurie, Kopfschmerzen, schmutzig-gelbes Hautkolorit, Pruritus, zunehmende nephrogene Anämie sind charakteristische Symptome. Im Spätstadium finden sich eine Dehydratation mit Exsikkose und Hypotension, neurologische Symptome (z. B. zerebrale Ausfälle, Polyneuropathie), gastrointestinale Störungen (z. B. Singultus, Übelkeit, Erbrechen, Appetitlosigkeit) und die renale Osteopathie. Im Vordergrund können aber auch eine Hypertonie oder kardiovaskuläre Symptome wie Angina pectoris und Herzinsuffizienz stehen. Kommt es zur Ausbildung einer Urämie, manifestiert sich diese in erheblichen Laborveränderungen. Konzentrationsschwäche, Wesensveränderung und Verwirrtheitszustände bis hin zur Bewusstlosigkeit können auftreten.

Diagnostik

■ **Allgemeine Laborchemie**: Azotämie (Stickstoff > 12 mmol/l); massiver Anstieg von Harnstoff, Kreatinin, Harnsäure, K^+, Mg^{2+} und Phosphat; deutlicher Abfall von Na^+, HCO_3^-, Ca^{2+}.

■ **Gerinnungsstatus**: AT III, Protein C und S, Faktor V, APC-Resistenz, Thrombozytopenie, HIT, Thromozytenfunktionsstörung, Lupus-Antikoagulans, Antikardiolipin-Antikörper, Hyperhomozysteinämie.

■ **Pulsstatus**: Allen-Test (s. Abb. 16-2a–b).

■ **Venenstatus.**

■ **Duplexsonografie**: Untersuchung der in Frage kommenden Fistelvenen (Kaliber > 3 mm), Darstellung des venösen Abstroms (Stenose bzw. Verschluss).

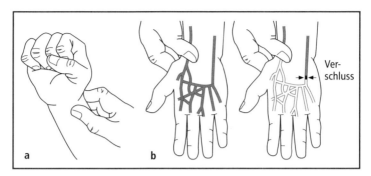

Abb. 16-2 Allen-Test: a) Der Untersucher komprimiert die A. radialis oder ulnaris. b) Bei einem Verschluss des Hohlhandbogens treten rasch Abblassung und Erschöpfung ein.

■ **Fistel- bzw. Shunt-Anamnese:** Komplikationen im Verlauf (Ursachen), Narben.

■ **Katheter-Anamnese:** Katheterthrombosen (Ursachen).

Therapeutische Indikationsstellung

In der Regel ist ab einem Serum-Kreatinin von etwa 10 mg/dl die Indikation zur chronischen Dialyse und Nierentransplantation gegeben. Welcher Dialysezugang angelegt wird, hängt davon ab, ob eine Akutdialyse oder eine chronische Hämodialyse erforderlich ist. Die akut notwendige Dialyse erfordert einen sofort nutzbaren Gefäßzugang.

Begriffsklärung

Es werden die Begriffe chronische Hämodialyse, Hämofiltration und CAPD unterschieden:

Chronische Hämodialyse

Über eine semipermeable Membran treten harnpflichtige Stoffe extrakorporal durch Diffusion entlang eines Konzentrationsgefälles aus dem Blut in die isotonische Dialysatflüssigkeit über (diffuser Transport). Gleichzeitig erfolgt durch Ultrafiltration (Druckgradient über Membran) ein Entzug von Flüssigkeit und niedermolekularen Substanzen (konvektiver Transport). Die Dialysefrequenz liegt bei 3-mal/Woche über mindestens 4 Stunden.

Hämofiltration

Analog der Filtration im Glomerulus wird Ultrafiltrat durch einen Druckgradienten über eine synthetische Membran mit hoher Ausschlussgrenze (ca. 35 kD) und hoher hydraulischer Leitfähigkeit abgepresst. Der Ausgleich der Flüssigkeitsbilanz erfolgt durch Infusion isotonischer Flüssigkeit (abzüglich des Volumens, das dem Patienten zur Vermeidung einer Überwässerung entzogen werden muss). Dieses Verfahren ist der Hämodialyse gleichwertig.

CAPD (kontinuierliche ambulante Peritonealdialyse)

Das Peritoneum des Patienten (Austauschfläche ca. 1 m^2) wird als Dialysemembran genutzt. Über einen dauerhaft implantierten Peritonealkatheter erfolgt mehrfach täglich eine Instillation bzw. Entleerung einer dem Elektrolytgehalt des Serums angepassten kaliumfreien, glucosehaltigen Lösung. Die Diffusion in diese Dialyseflüssigkeit bewirkt einen ausreichenden Entzug harnpflichtiger Substanzen. Ein osmotischer Entzug von Flüssigkeit ist mithilfe glucosehaltiger, hypertonischer Lösungen möglich.

Kreatinin-Clearance (ml/min/1,73 m²)

Vorhergesagte bzw. geschätzte Kreatinin-Clearance

$$\text{♂ Kreatinin-Clearance (ml/min)} = \frac{(140 - \text{Alter}) \times \text{kg KG}}{72 \times \text{Serum-Kreatinin}}$$

(♀ wie bei ♂ × Faktor 0,85)

Aktuelle Kreatinin-Clearance

$$\text{Kreatinin-Clearance (ml/min)} = \frac{\text{Urin-Kreatinin (mg/dl)} \times \text{Urin-Volumen (ml)}}{\text{Serum-Kreatinin (mg/dl)} \times \text{Zeit (min)}}$$

Gefäßzugänge (Fistel bzw. Shunt) – Dialyse

Im Vorfeld einer Operation ist zu klären, ob Rechts- oder Linkshändigkeit vorliegt. Sowohl bei der primären Fistel-Anlage als auch bei der sekundären Shunt-Anlage stellt sich die Frage nach den chirurgischen Optionen:

- Cimino-Fistel (primäre Fistel: A. radialis → V. cephalica) (s. Abb. 16-3a)
- Kaufmann-Fistel (primäre Fistel: A. brachialis → V. cephalica) (s. Abb. 16-3b)
- Basilicatransposition (am Unterarm oder als Vorverlagerung am Oberarm) (s. Abb. 16-4a–b)
- Unterarm-straight-Graft (Shunt: A. radialis → V. cephalica bzw. basilica) (s. Abb. 16-5a)
- Unterarm-loop-Graft (Shunt: A. brachialis → V. cephalica bzw. basilica) (s. Abb. 16-5b)
- Oberarm-straight-Graft (Shunt: A. brachialis → V. cephalica bzw. axillaris) (s. Abb. 16-6a)
- Oberarm-loop-Graft (Shunt: A. axillaris → V. cephalica bzw. axillaris) (s. Abb. 16-6b)
- sonstige Fisteln bzw. Shunts

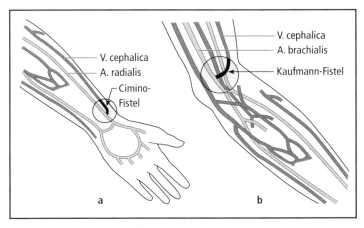

Abb. 16-3 a) Cimino-Fistel; b) Kaufmann-Fistel

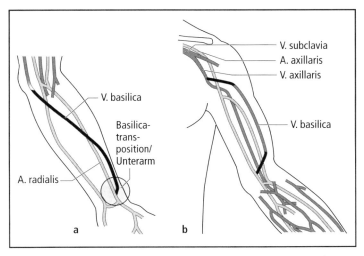

Abb. 16-4 a) Basilicatransposition/Unterarm; b) Basilicatransposition/Oberarm

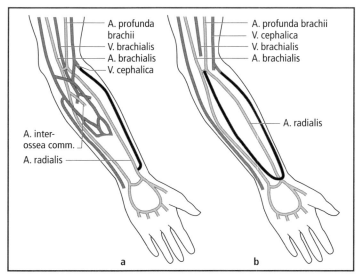

Abb. 16-5 a) Unterarm-straight-Graft; b) Unterarm-loop-Graft

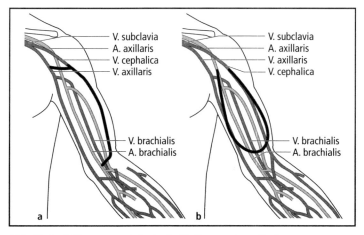

Abb. 16-6 a) Oberarm-straight-Graft; b) Oberarm-loop-Graft

Grundsätzlich ist eine akzeptable und gut zugängliche, gerade Punktionsstrecke zu fordern (> 5 cm). Unterarmvenen sollten im gestauten Zustand einen Durchmesser von mehr als 3 mm aufweisen; bei Arterien ist ein Durchmesser von 3 mm ausreichend. Bei Schlingeninterponaten ist der zuführende bzw. abführende Schenkel in den Patientenunterlagen zu dokumentieren. Bei allen subkutanen Dialysefisteln sind die Revisionsmöglichkeiten voll auszuschöpfen, um die begrenzt verfügbaren oberflächlichen Venen möglichst effektiv zu nutzen.

Die üblichen Stromzeitvolumen liegen zwischen 350–400 ml/min bei Nativfisteln, 1500–2500 ml/min bei Grafts mit 6–8 mm. Eine zuverlässige Langzeitfunktion bei AV-Prothesen-Shunts, deren Durchmesser in der Regel bei 6 mm liegt, ist erst ab einem Flussvolumen von > 600 ml/min gewährleistet. Geringere Flussmengen provozieren eine erhöhte Thrombosierungsneigung. Nativfisteln mit einem Stromzeitvolumen < 350 ml/min bieten vermehrt Rezirkulationsphänomene.

Arteriovenöse Anastomosen im Bereich des Oberarmes sollten mit einem Durchmesser < 5 mm ausgeführt werden. Im Verlauf kommt es sonst zu erheblichen Stromzeitvolumen mit der Gefahr von Steal-Phänomenen.

Das Fistel- bzw. Shunt-Volumen kann mithilfe der Duplexsonografie berechnet werden:

$$\text{Stromzeitvolumen (ml/min)} = V_{mean} \text{ (cm/min)} \times r^2 \text{ (cm}^2) \times 3{,}1415$$

$$\frac{\text{Stenosegrad-}}{\text{Berechnung (\%)}} = \frac{\text{Originaldurchmesser} - \text{Stenosedurchmesser}}{\text{Originaldurchmesser} \times 100}$$

Prozeduren

Cimino-Fistel

- Die A. radialis liegt mit ihren 2 Begleitvenen und dem R. superficialis des N. radialis auf der ganzen Länge des Unterarms oberflächlich. In den distalen zwei Dritteln kann sie zwischen dem M. brachioradialis und dem M. flexor carpi radialis aufgesucht werden. Vor Beginn der Operation Funktion beider Handgelenksarterien manuell überprüfen (Allen-Test).

- Lagerung: Rückenlage, 90°-Abduktion.
- Zugang: 4–5 cm langer Längsschnitt zwischen A. radialis und V. cephalica.
- End-zu-Seit-Anastomose mit 6/0- oder 7/0-Faden.

> Eine Dilatation der Venen mit Ballonkathetern oder Bougies sollte nach Möglichkeit wegen einer Schädigung der Intima unterbleiben. Die Vene wird mit Heparin-Kochsalz-Lösung gespült und dann vorsichtig aufgedehnt.

Kaufmann-Fistel

- Lagerung: Rückenlage, 90°-Abduktion.
- Zugang: S-förmige Hautinzision von der Oberarminnenseite über die Ellenbeuge Richtung Unterarm radialseitig.
- Exposition der V. cephalica, die nach peripher ausreichend präpariert wird; später Umschwenken zur A. brachialis; Durchtrennen der einmündenden Äste zwischen Ligaturen.
- Sparsame Freilegung der A. brachialis in der medialen Bizepsfurche unter Schonung des N. cutaneus antebrachii medialis und des N. medianus; End-zu-Seit-Anastomose.
- Die V. cephalica in einem knickfreien, spannungsfreien und insbesondere torsionsfreien Bogen proximal des Bewegungssegmentes zur A. brachialis führen.
- End-zu-Seit-Anastomose mit 6/0-Faden.

Basilicatransposition am Unterarm

- Lagerung: Rückenlage, 90°-Abduktion.
- Exposition der V. basilica in ihrem kompletten Verlauf vom Handgelenk bis zur medialen Ellenbeuge per Hautinzision.
- Ligatur und Durchtrennung aller Zuflüsse; am Handgelenk Ligatur nach peripher und Absetzen der Vene; Vene mit heparinisiertem Kochsalz spülen und leicht aufdehnen.
- Darstellung der A. radialis mittels Längsschnitt handgelenksnah.
- Durchzug der Vene durch einen präformierten Subkutantunnel zur A. radialis.

  | **Die Vene darf beim Durchzug nicht torquiert werden!**
- End-zu-Seit-Anastomose mit 6/0- oder 7/0-Faden.

Basilicatransposition am Oberarm

- Lagerung: 90° abduzierter gestreckter und supinierter Arm.
- Ventral-konvexe Hautinzision von der Achselhöhle bis zur medialen Ellenbeuge reichend; die kräftige V. basilica verläuft von peripher kommend im Sulcus bicipitalis medialis vor der Faszie, um dann in Oberarmmitte durch den Hiatus basilicus in die Tiefe abzutauchen.
- Spaltung der Fascia brachii vom Hiatus bis zur Achselhöhle; proximal des Hiatus basilicus handelt es sich anatomisch um eine Vorverlagerung der V. brachialis.

  | **Je weiter man nach proximal zur Achselhöhle kommt, desto dünner und damit verletzlicher wird die Venenwand. Insbesondere hier ist auf sichere Ligaturen der Zuflüsse zu achten, besser Übernähung mit 7/0-Faden!**
- Faszie wieder verschließen; Drainage einlegen, auf eine ausreichende Lücke zur Achselhöhle achten.
- Die V. basilica wird entweder durch einen präformierten laterokonvexen Subkutantunnel hindurchgezogen, um dann End-zu-

Seit mit der A. brachialis anastomosiert zu werden, oder das Subkutangewebe wird ausreichend nach lateral von der Faszie präpariert, um hier die Vene einzubringen. Dies kann auch mit der bereits anastomosierten Vene erfolgen.

> **Die Vene soll oberflächlich und damit gut punktierbar zu liegen kommen!**

Unterarm-straight-Graft/Unterarm-loop-Graft

- Allen-Test.
- Lagerung: Armtisch, abduziert.
- Darstellung der A. radialis handgelenksnah und einer Abstromvene kubital (V. cephalica bzw. basilica).
- Subkutanes Durchziehen der Gefäßprothese.
- End-zu-Seit-Anastomose an der A. radialis mit 6/0- oder 7/0-Faden.
- Venöse Anastomose kann End-zu-Seit erfolgen, hämodynamisch günstiger sind End-zu-End-Anastomosen, da sie seltener die typische Intimahyperplasie aufweisen; es kann auch situationsabhängig auf speziell konfigurierte Prothesen zurückgegriffen werden.

> Bei bogenförmigem Prothesenverlauf ist zu beachten, dass die Prothese spannungsfrei im Subkutantunnel zu liegen kommt und der anzulegende Bogen keine Abknickungen aufweist!

- Anastomosentechnik: arteriell → End-zu-Seit, venös → variabel, außerhalb von Bewegungselementen.
- Dokumentation der Strömungsrichtung im Graft in der Krankenakte (Zeichnung) bei bogenförmiger Implantation.

Oberarm-straight-Graft/Oberarm-loop-Graft

- Lagerung: Armtisch, abduziert.
- A. brachialis im Sulcus bicipitalis medialis freilegen.
- Als Abstromvene kommt die V. cephalica, die V. axillaris oder die V. brachialis zum Einsatz.
- Anastomosentechnik: arteriell → End-zu-Seit (6/0), venös → variabel, außerhalb von Bewegungselementen.
- Abknickungen vermeiden.

> Bei gestrecktem wie auch bogenförmigem Prothesenverlauf ist auf eine gute Punktierbarkeit zu achten: den Subkutantunnel nicht zu tief anlegen, praktikable Punktionslokalisation unter dem Aspekt der Lagerungsmöglichkeiten des Armes im OP testen (bestehende Bewegungseinschränkungen beachten).

- Strömungsrichtung im Graft in der Krankenakte festhalten (Zeichnung).

Sonstige Fisteln bzw. Shunts

Neben den o. g. Fisteln bzw. Shunts existieren noch weitere Möglichkeiten, die als Einzelfalllösung zu diskutieren sind, da sie Ausnahmeverfahren darstellen, die mit einem höheren Risiko für eine Minderperfusion der nachgeschalteten Strombahn, einem hohen Infektrisiko und bei erheblichen Shunt-Volumina mit einer deutlichen kardialen Belastung einhergehen:

- Arterialisierung der V. cephalica über ein zuführendes Interponat von der A. brachialis
- Basilicafistel zur A. ulnaris
- Cephalicafistel in der Ellenbeuge mit kurzem zuführenden Interponat
- Arterialisierung der V. cephalica am Oberarm über ein Interponat von der A. axillaris

- Vorverlagerung der V. brachialis
- Arterialisierung der V. jugularis externa
- Saphenaentnahme und Implantation im Bereich der oberen Extremität
- gerader brachiosubclavialer AV-Shunt
- unilaterale subclaviosubclaviale AV-Shunt-Schlinge
- unilaterale subclaviojugulare AV-Shunt-Schlinge
- kontralaterale subclaviojugulare (subclaviale) AV-Shunt-Schlinge (sog. Collier-Shunt)
- subclaviosubclaviales, arterioarterielles Interponat
- arterialisierte Saphenaschlinge
- Vorverlagerung der A. femoralis superficialis
- gestreckter AV-Shunt von der A. femoralis superficialis auf die V. saphena magna
- femorofemorale AV-Shunt-Schlinge
- femorocavaler AV-Shunt
- aortocavaler AV-Shunt
- femorofemorales, arterioarterielles Interponat

Intraoperative Kontrollen

Austasten des Abstromgefäßes mittels Fogarty-Katheter (luftgefüllt).

> Eine Intimaverletzung ist zu vermeiden. Angiografische Abstromdarstellung bei rezidivierenden Fistel- bzw. Shunt-Verschlüssen!

Anweisungen für die Station

> Im Vorfeld eines Eingriffes darf kein venöser Zugang am OP-Arm gelegt werden!

- OP-Tag: Rasur Arm inklusive Axilla; ggf. Patient in der Dialyseabteilung anmelden; Labor (kleines Blutbild, Elektrolyte, Gerinnung, Nierenwerte, Blutzucker nüchtern); EKG, Röntgen-Thorax, Blutdruck.

- Direkt post-OP: Normalstation; Labor (kleines Blutbild, Gerinnung, Elektrolyte, Blutzucker); mehrfache Kontrolle der Wunde (Hämatom, Nachblutung).
- 1. postop. Tag: Redons ex; Labor (kleines Blutbild, Gerinnung).
- Ab 2.–3. postop. Tag: Entlassung.

> Keine niedermolekulare Heparinisierung wegen der Gefahr der Akkumulation!

Nachsorge

Punktionszeitpunkt nach Implantation bzw. Anlage:

- **Graft-Shunt:** 10–14 Tage nach OP (bei unauffälligen Wund- und Hautverhältnissen)
- **Fistel:** 6–8 Wochen nach Fistelanlage

Für die betreuende Dialyseeinrichtung ist eine Zeichnung mitzugeben, die die Fistel- und Shunt-Verhältnisse darstellt. Insbesondere ist die Angabe der Strömungsrichtung in einem Graft für die Punktion des Shunts von eminenter Bedeutung! Im weiteren Verlauf ist durch die Dialyseeinrichtung auf die Fistel- bzw. Shunt- und Hautverhältnisse zu achten. Pulsationen über der Fistel bzw. dem Shunt sprechen für ein Abstromproblem und sollten rechtzeitig interventionell abgeklärt werden (Angio und/oder PTA). Als Verlaufskontrolle bietet sich bei diversen hämodynamischen Fragestellungen eine orientierende farbkodierte Duplexsonografie an. Für die weitere Patientenlaufbahn scheint es ratsam, etwaige zukünftige Eingriffsmöglichkeiten zu skizzieren bzw. auf bekannte Problemkonstellationen hinzuweisen (Stenosen oder Verschlüsse im venösen Abstrom, Gerinnungsstörungen, HIT).

Zentralvenöse Zugänge (Katheter) – Dialyse

Kathetersysteme

Zentralvenöse Katheter werden über große herznahe Venen oder auch in Einzelfällen über periphere Venen gelegt. Die Katheterliegezeiten variieren abhängig vom verwendeten Kathetertyp. Für den Langzeiteinsatz werden Katheter subkutan getunnelt (s. Abb. 16-7a).

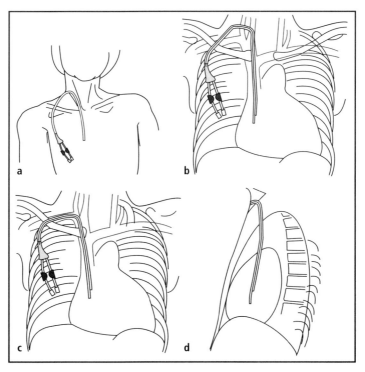

Abb. 16-7 Zentralvenöser Zugang: a) subkutan getunnelter Langzeitkatheter; b) Zugang über V. jugularis interna; c) Zugang über V. suclavia; d) Seitenansicht

Zur Vermeidung von Dislokationen und Infektionen sind diese Katheter mit einem Dacron®-Cuff versehen, der im Subkutanka-nal fest einwächst.

Nach ihren Entwicklern werden sie firmenspezifisch mit spe-ziellen Typbezeichnungen versehen:

- **Hickman®** oder **Raaf:** dicklumige Katheter mit Dacron®-Cuff
- **Broviac:** Kinderversion des Hickman-Katheters
- **Groshong®:** zusätzlich mit einem Schlitzventil versehener Ka-theter
- **Shaldon:** einlumiger Hämodialysekatheter für kurzfristige An-wendungen (< 28 Tage)
- **Mahurkar®:** doppellumige Version des Shaldon-Katheters
- **Demers:** einlumiger Katheter, speziell für die Hämodialyse mit Dacron®-Cuff als Langzeitkatheter (< 12 Monate)
- **Permcath®:** doppellumige Version des Demers-Katheters

Diagnostik

Die für eine Implantation notwendige Diagnostik umfasst obligat eine Duplexsonografie der Venenverhältnisse. Zusätzlich sind fol-gende Fragen zu klären:

- Frühere Katheter? Welche Zugangslokalisation? Probleme?
- Verschlüsse tiefer (Zugangs-)Venen?
- Gerinnungsstörungen, HIT?
- Infektionen im Zugangskorridor oder eines liegenden Katheters?

Therapie

Als Zugangsvenen kommen bevorzugt die V. jugularis interna, weniger die V. subclavia (s. Abb. 16-7b–d) und unter Umständen die V. femoralis in Betracht. Die über die V. subclavia eingebrach-ten Katheter provozieren häufiger zentralvenöse Stenosen und thrombotische Venenverschlüsse. Für die Implantation getunnelter Kathetersysteme werden hier nur die tiefen Venen der oberen Thoraxapertur beschrieben.

Prozedur
(s. Abb. 16-8a–c)

- Operationssaal, Durchleuchtungseinheit, strahlendurchlässiger Tisch.
- Rückenlage.
- Desinfektion der Hals- und Thoraxregion, Aufbringen einer Hautinzisionsfolie.

  | **Bei Verwendung von Silikonkathetern kein Betaisodona® benutzen!**

- Punktion der V. jugularis interna oder V. subclavia (alternativ auch offene Darstellung der Vene).
- Weiteres Vorgehen in Seldinger-Technik: Vorschieben des Drahtes bis in den rechten Vorhof bzw. Ventrikel (Auftreten von Extrasystolen bzw. EKG-Veränderungen).
- Nach Entfernen der Punktionsnadel Verwendung des Einführbesteckes in Abhängigkeit vom Hersteller (z.B. Dilatator, „peel apart sheet").
- Je nach Katheter ante- oder retrograde subkutane Tunnelierung; der Dacron®-Cuff sollte 2–4 cm vom Ausgang entfernt im Subkutantunnel liegen.

  | **Von der linken Seite aus muss ein ca. 5 cm längerer Katheter ausgewählt werden (Venenverlauf), um die Katheterspitze adäquat platzieren zu können (Vorhof bzw. V. cava superior → Vorhof). Mit einem Katheter, der vom Cuff bis zur Katheterspitze 25 cm misst, sind beide Zugangsseiten in der Regel gut zu bedienen!**

- Durchleuchtung zur groben Orientierung.
- Aspirationskontrolle mit einer 20 ml Spritze bei erhöhtem Oberkörper; die Spritze kann bei guter Position des Katheters umgehend und rasch komplett gefüllt werden; wenn nicht, ist

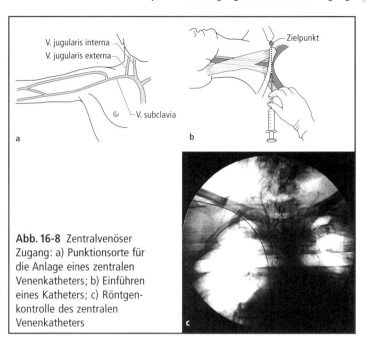

Abb. 16-8 Zentralvenöser Zugang: a) Punktionsorte für die Anlage eines zentralen Venenkatheters; b) Einführen eines Katheters; c) Röntgenkontrolle des zentralen Venenkatheters

die Position des Katheters zu wechseln und das Aspirationsmanöver zu wiederholen.

- Spülen des Katheters mit Kochsalzlösung; abschließend Heparinblock (Menge nach Angabe des Herstellers, meist 2–4 ml Heparin).
- Abschließende Röntgendokumentation.
- Aufbringen einer transparenten Klebefolie, die für die ersten postoperativen Tage verbleiben kann.

Katheterthrombose

Thrombotische Komplikationen zentralvenöser Zugänge zeigen verschiedene Entstehungsmechanismen:
- intraluminale thrombotische Ablagerung
- wandständige Katheterthrombose
- extraluminaler ärmelartiger Thrombus
- extraluminale Fibrinummantelung mit retrogradem Umgehungsweg
- Fibrinscheide bis zur Venenpunktionsstelle mit der Gefahr eines Extravasates

Die fibrinolytische Therapie thrombotisch bedingter Katheterverschlüsse stellt eine kausale Behandlung dar. Bei Nachweis von intraluminalen Blutgerinnseln oder dem Verdacht auf einen intraluminal gelegenen Thrombus sollte der Katheter für ca. 24 Stunden mit Urokinase geblockt werden; bei Kindern mit einem Körpergewicht von 3–10 kg mit 2 500 I.E., bei > 10 kg KG mit 5 000 I.E., ansonsten mit 10 000 I.E.

> Ursächlich muss auch nach Gerinnungsstörungen gesucht werden!

Katheterbedingte tiefe Venenthrombosen (TVT) sind nur dann therapiebedürftig, wenn der Patient symptomatisch ist. Dann ist der Katheter zu entfernen und eine Heparintherapie einzuleiten.

Anweisungen für die Station

- OP-Tag: ggf. Rasur Hals- und Schulter- bzw. Thoraxregion; ggf. Patient in der Dialyseabteilung anmelden; Labor (kleines Blutbild, Elektrolyte, Gerinnung, Nierenwerte, Blutzucker nüchtern); EKG, Röntgen-Thorax, Blutdruck.

- Direkt post-OP: Normalstation; Labor (kleines Blutbild, Gerinnung, Elektrolyte, Blutzucker); mehrfache Kontrolle der Wunden (Hämatom, Nachblutung).
- 1. postop. Tag: Labor (kleines Blutbild, Gerinnung).

  Keine niedermolekulare Heparinisierung wegen der Gefahr der Akkumulation!
- Ab 2.–3. postop. Tag: Entlassung.

Nachsorge

Im weiteren Verlauf ist durch die betreuende Dialyseeinrichtung auf den Katheter zu achten. Bei sorgfältigem Umgang und einer Verbandspflege unter sterilen Bedingungen lässt sich ein Katheterinfekt im Allgemeinen vermeiden. Bevor ein Langzeitkatheter als Ursache für ein hämatogenes Infektgeschehen verantwortlich gemacht und ausgetauscht wird, sollten andere Möglichkeiten ausgeschlossen werden. Eine bakterielle Besiedlung eines Silikonkatheters ist aufgrund seiner Materialbeschaffenheit extrem selten. Für die weitere Patientenlaufbahn ist es ratsam, etwaige zukünftige Eingriffsmöglichkeiten zu skizzieren bzw. auf bekannte Problemkonstellationen hinzuweisen (Stenosen oder Verschlüsse im venösen Abstrom, Gerinnungsstörungen, HIT).

17 Bein- und Beckenvenen-thrombosen / Thrombose der V. subclavia und V. cava

Immobilität, Schwangerschaften mit Abflussstörungen in den Beckenvenen, maligne Tumoren (paraneoplastische Erhöhung der Koagulabilität), Hormontherapie (Östrogen, „Pille"), Adipositas, Sepsis und venöse Missbildungen (popliteale Venenaneurysmen, Beckenvenensporn links, Cavaanomalien) können zu tiefen Bein- bzw. Beckenvenenthrombosen führen. Ein angeborener Protein-C- und Protein-S-Mangel, ein AT-III-Mangel sowie eine Faktor-V-Leiden-Mutation werden immer häufiger als Ursachen diagnostiziert. Liegt in der Allgemeinbevölkerung die jährliche Inzidenz bei 90 bis 130 auf 100 000 Einwohner, fallen im stationären Bereich ca. 12 % aller Patienten mit einer Bein- bzw. Beckenvenenthrombose auf. Insbesondere bei Gelenkersatz, großen Eingriffen an der Wirbelsäule, Polytrauma und Intensivpatienten steigt das Risiko auf bis zu 80 %.

Thrombosen der V. subclavia und V. cava superior kommen im Vergleich zur tiefen Bein- bzw. Beckenvenenthrombose viel seltener vor. Das Verhältnis von oberer zu unterer Extremität beträgt etwa 2 : 100. Der akute thrombotische Verschluss der V. subclavia bzw. V. axillaris ist als Paget-von-Schrötter-Syndrom, als „Thrombose par effort" oder als Thoracic-inlet-Syndrom (TIS) bekannt. Typische Ursachen sind zentralvenöse Katheter und Dauerimplantate (Port, Dialysekatheter), Tumorkompression, Radiatio, Kostoklavikulärsyndrom, Klavikulafraktur, AT-III-Mangel oder Überanstrengung („par effort").

Klinik

Symptome wie Ödem, Schmerz, Spannungsgefühl, Zyanose, verstärkte Venenzeichnung und die klassischen klinischen Zeichen der TVT, wie z.B. Homans, Sigg, Payr, Bisgaard, zeigen eine Sensitivität von 60–90 %, sind jedoch ausgesprochen unspezifisch.

Bei ca. 50 % der Patienten mit TVT sind schon bei der Diagnosestellung asymptomatische Lungenembolien abgelaufen.

■ **Phlegmasie**: Ausgedehnte, iliofemorale Venenthrombose mit Verlegung des gesamten venösen Querschnitts einer Extremität → Ödembildung, konsekutive Kompression der arteriellen Ausstrombahn.

■ **Phlegmasia coerulea dolens (blaue Phlegmasie):** Vital gefährdete untere Extremität mit Blaufärbung, massiver Schwellung und ggf. Blasenbildung; Endstadium ist die sogenannte venöse Gangrän; Mortalität ca. 40 %, Amputationsrate ca. 20 %.

■ **Phlegmasia coerulea alba (weiße Phlegmasie):** Vital gefährdete Extremität mit auffälliger Blässe und Schwellung.

■ **Paget-von-Schrötter-Syndrom**: Akuter Krankheitsbeginn; schmerzhafte Armschwellung; Zyanose; vermehrte Venenzeichnung, vor allem im Schulterbereich.

■ **Vena-cava-superior-Syndrom**: V. cava superior thrombotisch verschlossen → Gesichtsödem; massive Armschwellungen mit prall gefüllten Venen am Schultergürtel und an der Thoraxwand; zunehmende Dyspnoe.

Diagnostik

(s. Abb. 17-1)

- **CW-Doppler-Sonografie:** Bei Thrombose fehlender Fluss über der verschlossenen Vene; permanentes, atemunabhängiges Signal bei Abfluss über Kollateralen. Die Untersuchung mit einem Hand-Doppler-Gerät ist richtungsweisend und überall durchführbar.

- **Kompressions-Ultraschall-Sonografie (KUS)/Duplexsonografie:** Standarduntersuchung. Eine thrombosierte Vene lässt sich nicht komprimieren. Vielleicht bieten sich im Randbereich noch Flussphänomene. In der V. poplitea und der Leiste zeigt sich oft ein permanentes, atemunabhängiges Strömungssignal als Zeichen für eine nachgeschaltete Verlegung mit kontinuierlichem Abfluss über Kollateralen. Mittels Duplexsonografie ist auch eine Thrombosierung von Unterschenkelvenen darstellbar.

- **Aszendierende Phlebografie:** Eine Venenthrombose kann mit ihr sicher nachgewiesen bzw. ausgeschlossen werden. Die Phlebografie ist vor allem bei unklaren Fällen indiziert. Radiologische Thrombosezeichen sind konstante Füllungsdefekte, Darstellung von Kollateralen (meist korkenzieherartig) sowie sogenannte Radierungsphänomene. Zum Ausschluss einer Cavathrombose bei Beinvenenthrombose kann eine Punktion des kontralateralen Venensystems mit Darstellung der kontralateralen Beckenvene und der V. cava inferior notwendig sein. Die Phlebografie der Armvenen dient der Bestätigung und der genauen Lokalisation der Thrombose.

- **Computertomografie (CT):** Als Spiral-CT zur Sicherung einer Lungenembolie. Erforderlich zur Diagnostik von Cavathrombosen (kraniale Thrombusausdehnung). Zur Differenzialdiagnose zwischen Cavathrombose und Cavaanomalie sinnvoll. Extravasale Tumoren können als Ursache abgegrenzt werden.

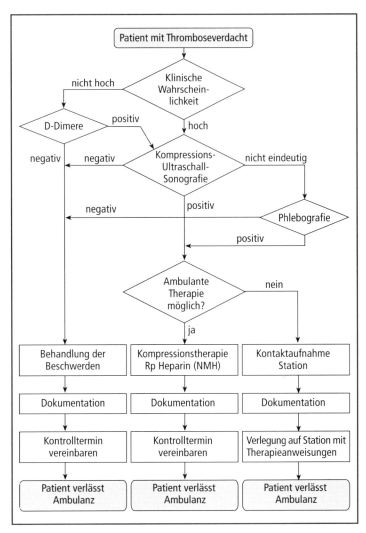

Abb. 17-1 Schema Thromboseverdacht

■ **Allgemeine Laborchemie:** Blutbild, Thrombozyten, Quick, D-Dimere (Konzentration von < 500 µg/l schließt mit sehr hoher Wahrscheinlichkeit eine akute venöse Thrombose aus). Troponin I oder T kommen bei 11−50 % aller Patienten mit Lungenembolie vor.

■ **Gerinnungsstatus:** G20210A-Prothrombin-Variante, AT-III, Protein C und S, Faktor-V-Leiden-Mutation, Lupus-Antikoagulans, Hyperhomozysteinämie.

Indikationsstellung und Therapie

Der frühzeitige Behandlungsbeginn einer TVT hat zum Ziel, das Risiko einer Lungenembolie zu verringern. Rechtzeitige und effektive Maßnahmen beeinflussen das Ausmaß eines postthrombotischen Syndroms. Therapie der ersten Wahl ist eine gewichtsadaptierte Antikoagulation mit niedermolekularem Heparin (NMH) bis zur Wirksamkeit der oralen Antikoagulation (OAK).

■ **Unterschenkelvenenthrombose:** Gefährdungspotenzial niedrig; ambulante Behandlung; Kompression; Vollmobilisation; Verlaufskontrolle in der Duplexsonografie; NMH gewichtsadaptiert; OAK.

■ **Muskelvenenthrombose:** Ihre optimale Therapie ist ungeklärt. Das Fortschreiten einer Muskelvenenthrombose zur TVT kann durch die Kombination von NMH in therapeutischer Dosis über 10 Tage und Kompressionstherapie verhindert werden.

■ **Beinvenenthrombose bis unterhalb des Leistenbandes:** Gefährdungspotenzial niedrig; ambulante Behandlung; Kompression;

Vollmobilisation; Verlaufskontrolle in der Duplexsonografie; NMH gewichtsadaptiert; OAK.

■ **Beckenvenenthrombose, Cavathrombose**: Lungenembolierisiko ↑↑; stationäre Überwachung; relative Bettruhe; Kompression; unfraktioniertes Heparin aPTT-gesteuert: 5 000−20 000 I.E. (100−200 I.E./kg KG) i.v. als Bolus; anschließend intravenöse kontinuierliche Gabe über Perfusor, ca. 20 000 I.E./Tag (600−2 000 I.E./kg KG/Tag); therapeutisches Ziel: Erhöhung der aPTT auf das 2−3-Fache des Normalwertes (Normalwert 30−55 s) innerhalb von 12−24 Stunden; bei fehlenden Kontraindikationen parallel OAK; nach Erreichen des therapeutischen Idealwertes Heparintherapie beenden; OAK zunächst für 6 Monate planen. Eine Kontrollphlebografie zeigt das Ausmaß der Rekanalisation; unter Umständen ist die Therapie auf 12 Monate auszuweiten; nur bei nachgewiesenen Gerinnungsstörungen wird sie darüber hinaus dauerhaft fortgesetzt; Thrombektomie bzw. Fibrinolyse nur bei frischer Thrombose (Alter ≤ 3 Tage); die Indikationsstellung zur Implantation eines Cavaschirms muss äußerst streng erfolgen.

Orale Antikoagulation (OAK)
Eine Behandlung mit Vitamin-K-Antagonisten sollte am 1. oder 2. Tag mit dem Zielwert von 2,0−3,0 International Normalized Ratio beginnen.

INR → Quick-Werte: INR 2,0−3,0 → 35−25 %
                        INR 3,0−4,5 → 25−15 %

> **„Evidenz"-basierte Empfehlungen zur Dauer einer oralen Antikoagulation**
> - 6 Wochen → bei isolierter distaler TVT
> - 3–6 Monate → bei erster proximaler TVT
> - 6 Monate → bei Lungenembolie, bei idiopathischer proximaler TVT
> - 12 Monate → bei Rezidivthrombose
> - als Dauertherapie → bei persistierendem Risiko (Malignom, Thrombophilie)

Mobilisation bei akuter TVT

Die weithin geübte Immobilisierung von mobilen Thrombosepatienten ist durch keine Studien gestützt. Sie ist nicht erforderlich, es sei denn, eine stark schmerzhafte Beinschwellung kann dadurch gelindert werden.

Kompressionstherapie

Sie ist geeignet, die Inzidenz eines postthrombotischen Syndroms um etwa die Hälfte zu reduzieren. Unterschenkelkompressionsstrümpfe CCL II sind in der Regel ausreichend, falls erforderlich auch als Dauertherapie.

TVT in der Schwangerschaft

Jeder Thromboseverdacht muss definitiv geklärt werden. Dies schließt auch strahlendiagnostische Methoden ein. Das Risiko diagnostischer Methoden muss individuell abgewogen werden. In der Schwangerschaft kommen NMH in therapeutischer Dosis zum Einsatz. Die Heparinisierung wird bis zum Ende des Wochenbetts fortgeführt, kann dann während der Stillzeit auf OAK umgestellt werden.

> Vitamin-K-Antagonisten sind während der Schwangerschaft kontraindiziert.

Lungenembolie

Die Lungenembolie ist ein akutes Ereignis. Führende, jedoch unspezifische Symptome sind der akute Thoraxschmerz, Dyspnoe, blutiges Sputum und eine eingeschränkte Leistungsfähigkeit bis zur Bewusstlosigkeit (s. Abb. 17-2). Die Sicherung der Verdachtsdiagnose „Lungenembolie" erfolgt mit der Ventilations- und/oder Perfusionsszintigrafie oder dem Spiral-CT. Ihre Behandlung entspricht der Vorgehensweise bei Bein- und Beckenvenenthrombosen und Cavathrombosen.

Zugelassene NMH in der Thrombosetherapie

Innohep®, Arixtra® (auch für die Behandlung bei Lungenembolie zugelassen), Clexane®, Fraxiparin®, Fragmin® und Mono-Embolex® sind für die Therapie der Thrombose zugelassene Präparate.

Bei jeder Heparinbehandlung muss wegen der Gefahr der heparininduzierten Thrombozytopenie (HIT) die Thrombozytenzahl vor Therapiebeginn sowie in der Initialphase 2-mal wöchentlich kontrolliert werden. Charakteristisch ist ein Abfall der Thrombozyten um 50 % vom höchsten Ausgangswert zwischen dem 5. und 14. Tag der Anwendung. Unter NMH sind nur wenige Fälle von HIT beschrieben. Die therapeutische Behandlung mit unfraktioniertem Heparin muss laborchemisch mit der aktivierten partiellen Thromboplastinzeit (aPTT) kontrolliert werden. Die Wirksamkeit von NMH wird anhand der Anti-FXa-Aktivität bestimmt. Bei einmaliger Gabe wird ein Zielbereich von 1,0–

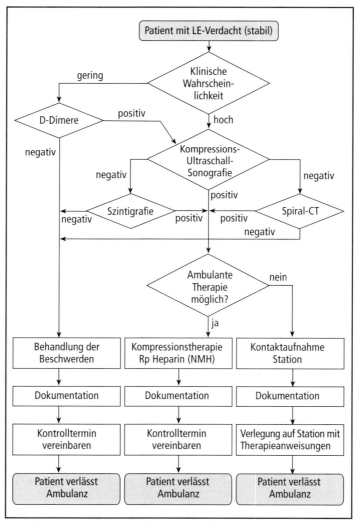

Abb. 17-2 Schema Verdacht auf Lungenembolie (LE)

2,0 E/ml und bei zweimaliger Applikation von 0,6–1,0 E/ml jeweils 3–4 Stunden nach subkutaner Verabreichung angestrebt.

Liegen Kontraindikationen gegen Heparin vor, z.B. eine HIT II, stehen alternativ Danaparoid (Orgaran®), Hirudin (Refludan®) und Argatroban (Argatra®) zur Verfügung.

Thrombolyse

Frische Thrombosen (Thrombosealter ≤ 3 Tage) lassen sich oftmals durch den Einsatz von Fibrinolytika (z.B. Streptokinase, Urokinase und rtPA), die systemisch als Infusion oder über einen Katheter direkt in den Thrombus gegeben werden, wieder auflösen. Die Beseitigung des venösen Strombahnhindernisses gelingt dabei meist unter Erhalt eines funktionstüchtigen Klappenapparates. Da mit einer erhöhten Blutungsneigung zu rechnen ist, sollte die Fibrinolysetherapie stationär erfolgen.

> Das Risiko von Blutungskomplikationen wird für die diabetische Retinopathie, ein aktives Magengeschwür, in der Schwangerschaft, bei Bluthochdruck, nach aktuell zurückliegenden Operationen oder Verletzungen oder nach Reanimationen als relativ eingeschätzt. Die Thrombolyse von Cavathrombosen bedarf der Intensivüberwachung (Lungenembolierisiko ↑ ↑).

rtPA-Lyse

Zur systemischen Lyse wird ein Bolus von 25 mg verabreicht, gefolgt von einer kontinuierlichen Gabe von 10–20 mg/h beim Erwachsenen, bei kleinen Kindern 0,5–1 mg/h. Als antikoagulatorische Begleittherapie werden 1 000 I.E./h unfraktioniertes Heparin systemisch verabreicht. Falls erforderlich, kann die Fibrinolysewirkung durch Gabe von Aprotinin (500 000 KIE als Bolus, gefolgt von 200 000 KIE/h) sofort unterbrochen werden.

> Im Vergleich zum konservativen Vorgehen konnten weder die Fibrino-
> lysetherapie noch die operative Thrombektomie bessere Resultate in
> der Wiederherstellung des venösen Rückflusses erzielen.

Thrombektomie

Als Indikationen für ein invasives Vorgehen gelten noch – verein-
zelt – Thrombosen der V. cava und der V. iliaca communis. Die Indikation stellt sich bei akuter Bedrohung einer Extremität, z. B. bei
Phlegmasia coerulea dolens.

Prozedur

- Durchführung des Eingriffs in „Cell-saver"-Bereitschaft und
  unter PEEP-Beatmung.
- Die drei Grundtechniken sind:
  - Katheterthrombektomie durch Fogarty-Manöver
  - offene Thrombektomie durch direkte Entfernung des throm-
    botischen Materials unter Sicht
  - Kompressionsthrombektomie im Bereich des Unterschen-
    kels und Oberschenkels
- Anti-Trendelenburg-Lagerung (Fußende 10° ↓, Oberkörper
  30° ↑); beide Leisten freilassen, betroffenes Bein komplett ab-
  waschen und Desinfektion bis zu den Mamillen (Becken- bzw.
  Cavathrombose).
- Längsschnitt inguinal; Eröffnung der Vorderwand der V. femoralis communis oberhalb der Profundaeinmündung (keine zirkuläre Mobilisation der Vene zur Vermeidung späterer Striktu-
  ren).
- Nach direkter Entfernung von thrombotischem Material unter
  Sicht erfolgt eine Katheterthrombektomie mit Fogarty-Katheter nach zentral; ggf. wird vorher ein dicklumiger Katheter als

Okklusionskatheter ipsi- oder kontralateral zur Verhinderung von Lungenembolien eingebracht.

- Beim letzten Zurückziehen des Fogarty-Katheters sollte eine indirekte Austastung der Venenwandung im Bereich des Beckensporns (links) zur Identifikation signifikanter Stenosen durchgeführt werden.
- Aufgrund der Venenklappen ist die indirekte Thrombektomie der Oberschenkel- und Unterschenkeletage mittels Fogarty-Katheter meist nicht möglich, sodass hier eine Kompressionsthrombektomie durch Ausklopfen bzw. Auswickeln des Beines mit der Esmarch'schen Gummibinde durchgeführt wird.
- Anlage einer AV-Fistel in Höhe des unteren Thrombusendes (bei isolierter Beckenvenenthrombose im Crossenniveau; bei Femoralisthrombose am proximalen Unterschenkel).
- Im Idealfall ist abschließend eine intraoperative Phlebografie durchzuführen; bei nachgewiesenem Abstromhindernis kann intraoperativ eine PTA mit Stentimplantation erfolgen.
- Ausschluss einer Rethrombose in den folgenden postoperativen Tagen.

Bei rezidivierenden Lungenembolien aus älteren, aszendierenden Femoralisthrombosen erfolgt die Ligatur der V. femoralis superficialis vor Einmündung der Profundavenen (wenn eine komplette Thrombektomie nicht zu erzielen ist).

Cavathrombektomie

Bei Aszension einer Beckenvenenthrombose in die V. cava inferior hinein ist eine transfemorale Ballonkatheterthrombektomie nicht möglich.

- Anti-Trendelenburg-Lagerung; Desinfektion Mamillen bis Mitte beider Oberschenkel.

- Freilegung der infrarenalen V. cava nach Mobilisierung des rechtsseitigen Hemikolons nach links, kombiniert mit Mobilisierung des Duodenums nach Kocher; unter digitaler Kompression Längsvenotomie der V. cava und simultane transfemorale Thrombektomie der betroffenen Beckenvene.

Vena-subclavia-Thrombektomie

- Anti-Trendelenburg-Lagerung; Desinfektion Arm und Thorax.
- V. brachialis im Übergang zur V. axillaris freilegen.
- Katheterthrombektomie mit Fogarty-Katheter nach zentral; ggf. wird vorher ein dicklumiger Katheter als Okklusionskatheter zur Verhinderung von Lungenembolien appliziert.
- Kompressionstherapie und Heparinisierung gefolgt von oraler Antikoagulation wie bei Bein- und Beckenvenenthrombosen.

Intraoperative Kontrollen

Eine intraoperative Kontrolle erfolgt am besten durch eine Phlebografie.

Anweisungen für die Station

- OP-Tag: Rasur Bein, Schamregion, beider Leisten und Bauch bis über den Bauchnabel.
- Direkt post-OP: Intensivstation; Heparinperfusor (systemische Heparinisierung nach aPTT: 80–120 sec.; Labor (kleines Blutbild, Gerinnung, Blutgase); mehrfache Kontrolle der Wunde (Hämatom, Nachblutung); Blutdruckkontrollen; trinken erlaubt.
- 1. postop. Tag: ggf. Normalstation; Redons ex; Labor (kleines Blutbild, Gerinnung 2 ×/Tag, Thrombozytenkontrollen im Ver-

lauf [HIT]); Heparinisierung über Perfusor fortführen bis orale Antikoagulation mit INR 2,0–3,0 eingestellt; Vollmobilisation unter Kompressionsbehandlung.

- Ab 7. postop. Tag: Entlassung.

Nachsorge

Ist die auslösende Ursache einer Subklaviathrombose zunächst nicht bekannt, muss postoperativ bzw. nach erfolgter Lysetherapie und nach Abschwellen des Armes überprüft werden, ob ein Kostoklavikulärsyndrom im Sinne eines TIS vorliegt. Neben der klinischen Untersuchung empfiehlt sich eine dynamische Phlebografie mit Befunddokumentation in den Funktionsstellungen.

Beim Vorliegen eines Kostoklavikulärsyndroms wird frühestens 2 Wochen nach erfolgter Thrombektomie bzw. Ende der Lysebehandlung oder nach dem Absetzen der Antikoagulation von einem subaxillären Hautschnitt aus die erste Rippe reseziert.

Allgemein sind ambulante Kontrolluntersuchungen im ersten Jahr alle 3 Monate, danach alle 12 Monate empfehlenswert.

18 Medikamentöse Thrombo-embolieprophylaxe/Alternativtherapie bei heparininduzierten Thrombozytopenien (HIT)

Thromboembolieprophylaxe

Folgende Substanzen werden prophylaktisch eingesetzt:
- unfraktioniertes Heparin (UFH)
- niedermolekulares Heparin (NMH)
- Danaparoid (Orgaran®)
- Hirudin (Refludan®)
- Vitamin-K-Antagonisten (Kumarine)

Die laborchemische Überwachung der gerinnungshemmenden Therapie erfolgt mit der aPTT für UFH und Hirudin, der Anti-FXa-Aktivität für NMH und Danaparoid und dem INR-Test für Vitamin-K-Antagonisten.

Heparininduzierte Thrombozytopenie

Heparininduzierte Thrombozytopenie tritt in zwei Formen auf:
- heparininduzierte Thrombozytopenie Typ I (HIT I)
- heparininduzierte Thrombozytopenie Typ II (HIT II)

Ein Abfall der Thrombozytenzahl (selten unter einen Wert von
< 100 000/µl) in den ersten drei Behandlungstagen ist charakteris-
tisch für die HIT I. Heparin kann weiter verordnet werden, da der
Thrombozytenabfall klinisch bedeutungslos ist und die Thrombo-
zytenzahlen rasch wieder ansteigen.

Bei der HIT II kommt es zur Ausbildung von Antikörpern gegen
Heparin-Protein-Komplexe (immunologisch vermittelte Form der
Thrombozytopenie). Im weiteren Verlauf entstehen Thrombosen
im venösen und arteriellen Gefäßsystem. Unter der Therapie mit
unfraktioniertem Heparin lassen sich in bis zu 10 % der Fälle An-
tikörper nachweisen. Bei 2–3 % tritt eine HIT II auf. Die Anwendung niedermolekularer Heparine führt sehr viel seltener zu einer
HIT II. Charakteristisch für die HIT II ist der Thrombozytenabfall
(unter 80 000/µl bzw. unter 50 % des Ausgangswertes) zwischen
dem 5. und 14. Tag, seltener bis zum 21. Tag.

> Obligate Bestimmung der Thrombozytenzahl zwischen dem 5. und
> 14. Tag unter Heparintherapie!

An eine HIT II sollte gedacht werden, wenn
- es zu einem deutlichen Abfall der Thrombozytenzahl kommt
  (< 80 000/µl; < 50 % des Ausgangswertes),
- andere Ursachen für den Thrombozytenabfall ausscheiden (z. B.
  Sepsis, Chemotherapie, große Operationen, HELLP-Syndrom),
- unter einer effektiven Heparintherapie Thrombosen und Embolien auftreten,
- sich bei subkutaner Verabreichung die Injektionsstellen rasch
  entzünden.

Bei konkretem Verdacht auf eine HIT II ist
- die Heparingabe umgehend einzustellen. Bei Fortbestehen der
  Indikation zur Prophylaxe und Therapie sind alternative, sofort wirksame Antikoagulantien einzusetzen (z. B. Danaparoid,

Hirudin). Auch andere Medikamente wie PPSB (Prothrombinkomplex: Prothrombin, Prokonvertin, Stuart-Prower-Faktor, Faktor IX [B von Hämophilie B]) und Antithrombin bzw. Katheterspüllösungen können geringe Mengen Heparin enthalten!

- die Gabe von Thrombozytenkonzentraten zu vermeiden.
- die Diagnose durch weitere Untersuchungen zu bestätigen (Nachweis von Antikörpern gegen Plättchenfaktor 4/Heparinkomplexe, HIPA-Test [heparininduzierter Plättchenaktivierungstest]). Dem Patienten ist ein Notfallausweis auszuhändigen.

> Danaparoid und Hirudin können in der HIT-Therapie sowohl in therapeutischer als auch in prophylaktischer Dosierung eingesetzt werden.

Merkmale von Danaparoid und Hirudin

Danaparoid (Orgaran®)

Als ein heparinfreies Heparinoid wird Danaparoid aus Schweinedarmmukosa gewonnen. Es ist in Deutschland zur Antikoagulation bei Patienten mit bekannter oder vermuteter Heparinunverträglichkeit zugelassen.

Prophylaxe

2×750 E/Tag subkutan (Anti-FXa-Einheiten) oder intravenös 1 500 E/Tag. Es ist kein Monitoring erforderlich. Bei Niereninsuffizienz mit einem Kreatinin > 2 mg/dl sollte auf 1×750 E/Tag reduziert werden (Kontrolle der Anti-FXa-Aktivität empfohlen).

Therapeutische Antikoagulation

Zunächst erfolgt die Gabe eines intravenösen Bolus von 1 500 E, dann 150 E/h (bei direktem Übergang von Heparintherapie keinen Bolus). Überwachung mit Bestimmung der Anti-FXa-Einheiten (Zielgröße: 0,3–0,5 E/ml) wird gefordert. Bei Niereninsuffizienz erfolgt keine Bolusgabe und bei einem Kreatinin > 2 mg/dl sollte die Dosis auf 75 E/h unter regelmäßigen Kontrollen halbiert werden.

> Für eine Behandlung unter Dialyse gilt Folgendes: Vor dem ersten Dialysezyklus erfolgt eine Bolusgabe von 3 000 E.
> Wenn aPTT verlängert ist, liegt eine Überdosierung vor!
> Die Halbwertszeit für die Anti-FXa-Hemmung liegt bei 25 Stunden und für die Thrombinhemmung bei 7 Stunden. Eine Neutralisierung oder Eliminierung durch die Hämofiltration ist nicht möglich (ggf. Gabe von aktivierten Gerinnungspräparaten).

Unerwünschte Arzneimittelwirkungen bei der Danaparoidanwendung

Danaparoid induziert selbst keine HIT II, zeigt aber bei weniger als 10 % der Patienten mit HIT II eine Kreuzreaktion mit den zugrunde liegenden Antikörpern in vitro. Seltenere unerwünschte Wirkungen sind allergische Hautreaktionen aufgrund des Natriumsulfitgehaltes.

Hirudin (Refludan®)

Hirudin wird aufgrund der fehlenden Kreuzreaktion mit HIT-II-Antikörpern zur medikamentösen Thromboembolieprophylaxe und Thrombosetherapie bei Patienten mit HIT II angewendet.

Thromboembolieprophylaxe

2 × 15 mg Refludan® subkutan oder 1,5 mg/h intravenös. Eine Kontrolle der aPTT ist am 1. und 4. Tag, danach wöchentlich (aPTT > 80 s → Überdosierung!) indiziert. Bei Niereninsuffizienz erfolgt eine Dosishalbierung auf 1 × 15 mg oder 0,75 mg/h.

Thrombosetherapie

Zunächst wird ein Bolus von 0,1 mg/kg KG appliziert, dann folgt die kontinuierliche Gabe von 0,15 mg/kg KG/h. Bei Niereninsuffizienz ist die Dosis um 50 % bei einem Kreatinin von < 2 mg/dl, um 90 % bei einem Kreatinin von > 2 mg/dl zu reduzieren. Die aPTT-Bestimmung erfolgt 4 Stunden nach Therapiebeginn. Als Begleitmedikation bei Fibrinolysetherapie behandelt man mit 0,1 mg/kg KG/h. Unter Hämodialyse ist Folgendes zu beachten: Vor der ersten Dialyse wird 0,01 mg/kg KG als Bolus gegeben. Ab einem 2-fach erhöhten aPTT-Wert kann mit der Dialyse begonnen werden. Kontrollen und ggf. eine Nachdosierung haben zu erfolgen.

> Hirudin kann nicht antagonisiert werden!

Unerwünschte Arzneimittelwirkungen bei der Hirudinanwendung

- Entwicklung von Antikörpern
- antikörperbedingte Erhöhung des Hirudinspiegels durch Verlängerung der Halbwertszeit
- lokale oder generalisierte allergische Erscheinungen (Hautreaktionen, Fieber, Übelkeit, Verwirrtheit, anaphylaktischer Schock)

Medikamentöse Thromboembolieprophylaxe und rückenmarksnahe Anästhesie

Das Risiko spinaler epiduraler Blutungen bei rückenmarksnahen Regionalanästhesien ist unter einer perioperativ durchgeführten Antikoagulation und Thromboseprophylaxe mit niedermolekularen Heparinen erhöht. Es wird empfohlen, das Patientenrisiko durch Einhalten von Zeitintervallen zwischen Anästhesieeinleitung oder Katheterentfernung zu reduzieren (s. Tab. 18-1).

Antikoagulation und Niereninsuffizienz

Durch die Akkumulation von harnpflichtigen Substanzen kommt es bei niereninsuffizienten Patienten zu einer urämisch bedingten Hämostasestörung (Thrombozytopathie, gestörte Thrombozytenadhäsion). Die aPTT und der Quick-Wert sind in der Regel normal und erst bei schwerster Niereninsuffizienz pathologisch.

Ab einem Kreatinin von > 2 mg/dl wird eine Halbierung der Dosierung empfohlen. Eine Kontrolle der Anti-FXa-Aktivität sollte dann erfolgen. Der maximale Wirkspiegel wird 3–4 Stunden nach subkutaner Injektion erreicht. Ist eine hämostasiologische Therapie zur Vorbereitung von therapeutischen Maßnahmen oder bei Blutungskomplikationen erforderlich, stellt DDAVP (Desamino-8-D-Argininovasopressin) das Mittel der ersten Wahl dar. DDAVP wird körpergewichtsbezogen dosiert. Als Kurzinfusion erfolgt die Gabe von 0,3 µg/kg KG auf 100 ml 0,9 % NaCl. Es sollte mit einem Mindestabstand von 8 Stunden nicht öfter als 3-mal hintereinander verabreicht werden.

Tab. 18-1 Gerinnungshemmende Therapie und rückenmarksnahe Anästhesie (Spinal-/Periduralanästhesie) (nach DGAI 2007[1])

Substanz	Abstand zur Spinalanästhesie bzw. Periduralkatheteranlage/-entfernung[a]	
	vorher	nachher
UFH (Prophylaxe/Therapie)	4–6 h	1 h
NMH (Prophylaxe/Therapie)	12 h/24 h	2–4 h
Fondaparinux	36–42 h	6–12 h
Argatroban[b]	4 h	2 h
Danaparoid	Spinal- oder Periduralanästhesie vermeiden	
Hirudin	8–10 h	2–4 h
ASS (100 mg)	keine Unterbrechung erforderlich	keine Unterbrechung erforderlich
Vitamin-K-Antagonisten	INR < 1,4	unmittelbare Fortführung möglich

[a] bei normaler Nierenfunktion; [b] bei Leberinsuffizienz Abstand vergrößern

---

1   Gogarten W, Van Aken H, Büttner J, Riess H, Wulf H, Bürkle H. Rückenmarksnahe Regionalanästhesien und Thromboembolieprophylaxe/antithrombotische Medikation: 2. überarbeitete Empfehlung der Deutschen Gesellschaft für Anästhesiologie und Intensivmedizin. Anästh Intensivmed 2007; 48: 109–24.

Begriffsklärung

Quick (Thromboplastinzeit)

Der Quick-Wert ist im Wesentlichen abhängig von der Aktivität der Faktoren II, VII und X. Er ist damit ein Globaltest zur Prüfung des „extrinsic system" bzw. des Prothrombinkomplexes (mit Ausnahme von Faktor VIII). Eine Verminderung des Quick-Wertes wird bei Vitamin-K-Mangel, eingeschränkter Leberproteinsyntheseleistung sowie beim Auftreten hoher Konzentrationen von Fibrinspaltprodukten und unter hoch dosierter Heparintherapie beobachtet. Der Reaktionsstart erfolgt durch Zugabe von Gewebsthromboplastin.

Normalbereich: 70–100 %

INR (International Normalized Ratio)

Er wurde eingeführt, um international mit unterschiedlichen Reagenzien bestimmte Quick-Werte vergleichbar zu machen. Es handelt sich hierbei um den Quotienten aus Thromboplastinzeit des Patienten und Thromboplastinzeit des Standards. Mit abnehmendem Quick-Wert wird der INR größer.

PTT ([aktivierte] partielle Thromboplastinzeit)

Die PTT und aPTT werden synonym verwendet. Der Start der Reaktion erfolgt durch Zugabe von $CaCl_2$. Im Gegensatz zur Thromboplastinzeit (Quick) wird die partielle Thromboplastinzeit (PTT) von den Vorphasefaktoren bestimmt: Eine Verminderung der Faktoren XII, XI, IX und VII bewirkt ebenso eine Verlängerung der PTT wie Erniedrigungen der Faktoren X, V, II und I. Hohe Konzentrationen an Fibrinspaltprodukten sowie das Auftreten von Hemmkörpern (z.B. Lupus-Antikoagulans) führen zur PTT-Verlängerung.

Normalbereich: 28–40 s

19 Lysetherapie

Therapie nach standardisiertem Protokoll

Patienten mit einem subakuten oder akuten Bypass-Verschluss (Venen- oder Kunststoff-Bypass) im Stadium der kompensierten Ischämie (kein Verlust der Sensibilität und Motorik, Rekapillarisierung nach Druck auf die Akren) können einer intraarteriellen lokalen Katheterlyse zugeführt werden (s. Abb. 19-1).

Insgesamt werden nach vorgegebenem Protokoll 17,5 mg rtPA („recombinant tissue plasminogen activator") infiltriert. Das Resultat der Lyse wird abschließend per DSA dokumentiert und bestimmt über die Fortführung der Lysetherapie oder operative Maßnahmen („Bypass-Thrombektomie").

Intraoperative Lyse

Die intraoperative Lyse erfolgt mit 250 000 I.E. Urokinase in 100 ml NaCl + 400 I.E. Heparin in fraktionierter Gabe über 30 Minuten. Abschließend folgt eine Angiografiekontrolle. Zur Auflösung eines Thrombozytenclots kann ein IIb-IIIa-Antagonist (Aggrastat®, Integrilin®) eingesetzt werden.

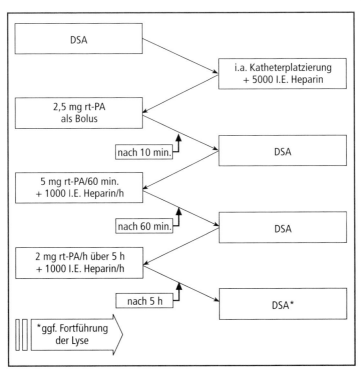

Abb. 19-1 Standardisiertes Protokoll für die Lysetherapie (subakuter oder akuter Bypass-Verschluss)

20 Endangiitis obliterans (Buerger-Syndrom, Morbus Winiwarter-Buerger, Thrombangiitis obliterans)

Bei der Endangiitis obliterans handelt es sich um eine entzündliche obliterierende Arteriopathie. Typisch ist ein segmentaler Befall kleinerer und mittlerer Gliedmaßenarterien (Fuß und Unterschenkel bzw. Hand und Unterarm), gelegentlich auch oberflächlicher Venen. Der in der Intima beginnende Entzündungsprozess verläuft häufig schubweise, chronisch, subakut, akut oder fulminant. Nicht selten sind periphere Nekrosen erste klinische Zeichen. Typischerweise sind Männer < 40 Jahren betroffen. Infolge der steigenden Anzahl weiblicher Raucher tritt die Erkrankung auch bei Frauen vermehrt auf. Beträgt der Anteil der Endangiitis bei allen Patienten mit arterieller Verschlusskrankheit in Westeuropa 2–4 %, steigt er in ostasiatischen Ländern auf das 4-Fache an.

Klinik

Tabelle 20-1 stellt die klinischen Merkmale der entzündlich bedingten Endangiitis obliterans den Merkmalen der peripheren arteriellen Verschlusskrankheit (pAVK) gegenüber.

Tab. 20-1 Endangiitis obliterans und pAVK im Vergleich (in Anlehnung an die Leitlinie Endangiitis obliterans der Deutschen Gesellschaft für Gefäßchirurgie)

	Endangiitis obliterans	pAVK
Alter	< 40 Jahre	> 40 Jahre
Befall	kleinere oder mittlere Gliedmaßenarterien	größere Arterien, untere Extremität bevorzugt
Mitbeteiligung der Koronararterien	selten	fast immer
Venenbeteiligung	häufig Thrombophlebitis	nicht betroffen
Risikofaktoren	Nikotin	Nikotin, Diabetes
Verlauf	schubweise	chronisch fortschreitend
Lebenserwartung	normal	um ca. 10 Jahre vermindert

Diagnostik

Anamnese und Klinik geben erste Hinweise. Charakteristisch sind angiografische Veränderungen. Es finden sich multiple, segmentale oder fokale Läsionen im Wechsel mit normalen, glattwandigen Gefäßstrecken in den distalen Gliedmaßenabschnitten („diskontinuierliches Gefäßbild") bei völlig normalem, proximalem Gefäßbild. Serologische und histochemische Untersuchungen komplettieren die Diagnostik (Nachweis antinukleärer antiarterieller Immunkomplexe, Ablagerungen von Immunglobulinen: IgG/C3, IgG/C4 in den Gefäßläsionen, Autoantikörper gegen Elastin, Kollagen I und III). Genetische Einflüsse manifestieren sich in einer gesteigerten Prävalenz von HLA-A9, HLA-BW10, HLA-B12 und einem in Japan auftretenden, spezifischen Antigen J1-1.

Therapeutische Indikationsstellung

Die Stadieneinteilung nach Fontaine ist wenig hilfreich. Voraussetzung für eine thorakale bzw. lumbale Sympathektomie sind durchgängige zentrale Gefäßabschnitte, die möglichst weit in die Peripherie reichen (Ober- und Unterarmstrombahn bzw. Beinstrombahn bis zum zweiten Popliteasegment).

Therapie

Bei den konservativen Maßnahmen ist an erster Stelle die strenge Nikotinabstinenz zu nennen. Weitere sind die Expositionsprophylaxe (Kälteschutz der Akren) und die medikamentöse Therapie mit Vasodilatatoren (wie z. B. Pentoxifyllin, Naftidrofuryl, Prostaglandin E1) oder Antikoagulantien bzw. Thrombozytenaggregationshemmern.

Eine operative Entfernung des thorakalen oder lumbalen Sympathikus-Grenzstranges ist zunehmend in den Hintergrund getreten, da mit der CT-gesteuerten pharmakologischen Sympathikus-Ausschaltung (Alkoholblockade) eine wenig invasive Alternative zur Verfügung steht. Sie zeigt zwar keinen dauerhaften Effekt, kann allerdings mit vergleichsweise geringem Aufwand und ohne größere Belastungen insbesondere bei älteren oder Risikopatienten mehrfach wiederholt werden.

Prostavasin®-Therapie

- Regelfall: 2 × 20-µg-Ampulle Prostavasin® i. v. in 250 ml NaCl über 3 Stunden für 2–3 Wochen.
- Gabe über intraarteriellen Katheter (z. B. im Bypass): Perfusor mit 1 × 20-µg-Ampulle Prostavasin® über 6 Stunden, dann 18 Stunden Heparin (15 000 I. E.).
- Wegen damit verbundener starker Schmerzen ist für eine ausreichende Analgesie zu sorgen (z. B. PDK).
- Bei Herz- bzw. Niereninsuffizienz ist wie folgt zu verfahren: Perfusor 2 × 20-µg-Ampulle Prostavasin® über 3 Stunden.

21   Arteriovenöse Fisteln

Arteriovenöse Fisteln (AV-Fisteln) sind angeborene oder erworbene Kurzschlussverbindungen zwischen einer Arterie und ihrer Begleitvene.

Traumatische Fisteln finden sich nach Stich- oder Schussverletzungen. Invasive Kathetermaßnahmen (Angiografie, Koronarangiografie, zentralvenöse Katheter, perkutane Angioplastie) haben zu einer Zunahme iatrogen verursachter AV-Fisteln beigetragen. Eher selten kommt es beispielsweise in gefäßreichen Weichteiltumoren zu spontanen Kurzschlussverbindungen. Die weitaus häufigeren konnatalen AV-Fisteln werden unter dem Begriff Angiodysplasie („arteriovenöse Malformationen") zusammengefasst.

Konnatale AV-Fisteln sind zahlenmäßig häufiger im Bereich der Kopf- und Gehirngefäße lokalisiert. Sie werden durch Neurochirurgen bzw. -radiologen behandelt. Die weiteren Ausführungen beziehen sich auf arteriovenöse Fisteln im Bereich der Extremitätengefäße.

Tabelle 21-1 stellt die angeborenen Angiodysplasien Parkes-Weber-Syndrom, Klippel-Trenaunay-Syndrom und Servelle-Martorell-Syndrom vor.

Typisch für AV-Fisteln der Extremitätengefäße sind große hämangiomähnliche Kurzschlussbezirke zwischen arteriellem und venösem Gefäßschenkel (querer Nebenschluss, Typ II nach Vollmar).

Tab. 21-1 Angeborene Angiodysplasien

	Parkes-Weber-Syndrom	Klippel-Trenaunay-Syndrom	Servelle-Martorell-Syndrom
Gefäßläsion	strömungsaktive AV-Fisteln	Varikosis, Hämangiome, Lymphome	kapilläre und/oder kavernöse Hämangiome, die Skelett und Weichteile durchsetzen
Skelett	proportionierter Riesenwuchs des Skeletts und der Weichteile	disproportionierter Riesenwuchs des Skeletts und der Weichteile	Minderwuchs, Bremsung des Längenwachstums
Haut	selten Naevus pigmentosus oder Naevus flammeus, Hautulzerationen, distale Nekrosen	Naevus flammeus	livide Hautverfärbung
Chirurgische Therapie	ja	begrenzt	begrenzt

Klinik

- trophische Störungen, Stauungszeichen, Wachstumsstörungen
- kontinuierliches Gefäßgeräusch (Maschinengeräusch)
- Gefäßschwirren
- Auslöschphänomen, Nicolandoni-Israel-Branham-Zeichen (Pulsverlangsamung und Blutdruckanstieg durch Kompression der AV-Fistel)
- Pulsation der Vene
- periphere Ischämie
- Erweiterung bzw. Schlängelung der zuführenden Arterie und der abführenden Vene

> Das Shunt-Volumen einer Kurzschlussverbindung hat Rückwirkung auf den arteriellen Zustrom (Ektasie und Elongation der arteriellen Zufahrtstraße) und den venösen Rückstrom (variköse Umwandlung, pulsierende Varizen, venöse Volumenüberlastung mit venösem Rückstau → Stauungsödem, Gewebeschädigung).

- bei großem Shunt-Volumen: Erhöhung des Blut- und Minutenvolumens (in der Folge Tachykardie, ggf. Herzinsuffizienz)

Diagnostik

■ **Farbkodierende Duplexsonografie:** Sie wird als nichtinvasive Methode in der Primärdiagnostik oder zur Verlaufskontrolle eingesetzt.

■ **Röntgenaufnahme von Skelett und Thorax:** Mithilfe von Röntgenaufnahmen lassen sich knöcherne Anomalien nachweisen.

■ **Phlebografie:** Sie gibt Aufschluss über Anomalien des Venensystems und den venösen Abstrom.

■ **Digitale Subtraktionsangiografie (DSA):** Mithilfe der DSA ist eine endgültige Diagnosesicherung möglich. Eine Katheterangiografie wird zur genauen Lokalisation der AV-Fisteln eingesetzt.

■ **Magnetresonanztomografie (MRT):** Die MRT erlaubt eine Differenzierung zwischen Weichteiltumor und Hämangiom. Malformationen können von Knochen und Weichteilen abgegrenzt werden.

Therapeutische Indikationsstellung

- erhöhtes Herzzeitvolumen (> 25 %)
- lokale bzw. regionale Probleme
- umschriebener Riesenwuchs
- trophische Störungen
- Blutungsneigung nach Bagatelltraumen
- kosmetisch

Therapie

Neben einer konsequenten Kompressionstherapie lassen sich folgende Therapieoptionen den unterschiedlichen Indikationen zuordnen:

■ **Venöse Angiodysplasie:** „Antirefluxchirurgie".

■ **Hämangiome:** Operative Therapie ist die Ausnahme; temporäre Epiphysenklammerung zum Ausgleich der Beinlängendifferenz.

■ **Querachsenkurzschlüsse (Typ II nach Vollmar):** Zunächst Embolisation, gefolgt von einer Skelettierungsoperation.

■ **AV-Fistel im Versorgungsgebiet der A. iliaca interna:** Katheterembolisation.

■ **Blockade der Hauptarterie peripher des Ellenbogen- bzw. Kniegelenkes:** Katheterembolisation, evtl. in Kombination mit Skelettierungsoperation.

■ **Schwer zugängliche Regionen:** Katheterembolisation.

OP-Verfahren

■ **Separationsmethode:** Trennung der Gefäße mit seitlicher Naht bei gestielter Kurzschlussbrücke.

■ **Transvenöser Fistelverschluss:** Gelegentlich bei aortocavaler Fistel oder aortoiliakalem Aneurysma (hier besser transarterielle Venennaht).

■ **Resektionsmethode:** Kontinuitätsresektion der Arterie und Rekonstruktion durch ein Interponat.

Nachsorge

Regelmäßige Nachkontrollen sollten anfangs alle 3 Monate, dann in jährlichen Abständen erfolgen. Skelettierungsoperation und Embolisationstherapie stellen häufig nur palliative Maßnahmen dar. Oft kommt es zu einer Neuentwicklung weiterer Fisteln. Ultima Ratio ist insofern eine Amputation der betroffenen Extremität.

Sachverzeichnis

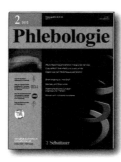

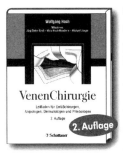

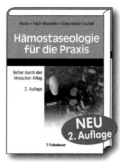